中医思想文化丛书

本书为北京市教育委员会、北京市哲学社会科学研究基地共建项目研究成果

# 《道藏》医方研究

主　编　张其成

副主编　刘　珊

编　委（以姓氏笔画为序）

王娟娟　张青颖

唐禄俊　裘　梧

熊益亮

中国中医药出版社

·北　京·

图书在版编目（CIP）数据

《道藏》医方研究/张其成主编 . —北京：中国中医药出版社，2016.9
（2025.2 重印）
（中医思想文化丛书）
ISBN 978 - 7 - 5132 - 3562 - 4

Ⅰ.①道… Ⅱ.①张… Ⅲ.①道藏 - 方书 - 研究 Ⅳ.①B951②R289.2

中国版本图书馆 CIP 数据核字（2016）第 191785 号

中 国 中 医 药 出 版 社 出 版
北京经济技术开发区科创十三街 31 号院二区 8 号楼
邮政编码 100176
传真 010 64405721
北京盛通印刷股份有限公司印刷
各地新华书店经销

*

开本 710×1000 1/16 印张 17.5 字数 228 千字
2016 年 9 月第 1 版 2025 年 2 月第 4 次印刷
书 号 ISBN 978 - 7 - 5132 - 3562 - 4

*

定价 53.00 元
网址 www.cptcm.com

# 丛书前言

天佑中华，赐我中医。三皇肇始，五帝开基。千年传承，护佑苍生；世代坚守，保民健康。大医国风，乾坤浩荡！医魂仁心，山高水长！

中医药学是打开中华文明宝库的钥匙，也是中华文化伟大复兴的先行者！

当今时代，中医遇到了天时、地利、人和的最好时机，也遇到了前所未有的挑战与生死存亡的危机。如果我们还不能把握机遇，还不能赢得挑战、战胜危机，那么中医很可能将不复存在！我们这一代人将愧对历史、愧对未来！

如何继承好、发展好、利用好中医药？如何发掘中医药宝库中的精华，发挥中医药的独特优势，推进中医药现代化，推动中医药走向世界？如何在建设健康中国、实现中国梦的伟大征程中谱写新的篇章？这是历史赋予我们的使命，也是未来对我们的期盼。需要中医药行业内以及行业外各界人士一起努力、联合攻关、协同创新。

当然，首先要解决的是中医药学思想文化基础问题，要理清本源，搞清楚中医的世界观、生命观、价值观，搞清楚中医的思维方式，搞清楚中医和中国传统文化（包括人文与科技）的关系。因为就中医的命运而言，从根本上说中医的兴衰是中华传统文化兴衰的缩影，中医的危机是中国传统文化危机的缩影，是否废止中医是"中西文化之争"社会思潮的重要环节……如何发展中医已经不仅仅是中医界本身的事，而是整个思想界、文化界的事，是炎黄子孙及有识之士的使命和担当。

本丛书是我近三十年有关中医思想文化研究的汇总。有的是发表论文的分类汇编，有的是国家级、省部级科研项目的结题成果，有的是研究生论文、博士后论文的修订增补。丛书立足整个思想文化大背景，对中医生命哲学、中医象数思维、中医精神文化、中医阴阳五行、中医与易学、中医与儒释道、中医与古代科技、中医医事文化、中医古籍训诂等问题进行研究与思考。希望能为理清中医思想文化源流、揭开中医文化神秘面纱、展现中医文化独特魅力贡献一份力量！

张其成

2016 年 7 月

# 编写说明

本书是北京市教育委员会、北京市哲学社会科学研究基地共建项目"北京白云观所藏明《道藏》医药养生文献整理与利用研究"的研究成果。该项目的顺利完成以及本书的顺利出版得到北京市教育委员会、北京市哲学社会科学规划办、北京市重点学科、北京中医药文化研究基地的大力支持与指导。

本书以《道藏》中的医方文献为整理和研究对象，主要研究《道藏》医药著作以外的医方文献。对《道藏》医药著作如《葛仙翁肘后备急方》《图经衍义本草》《黄帝内经素问补注释文》《黄帝内经灵枢略》《黄帝素问灵枢集注》《黄帝八十一难经纂图句解》《素问入式运气论奥》《仙传外科集验方》（又名《仙传外科秘方》）《孙真人备急千金要方》《急救仙方》等，因研究者众多，故本书未予收录。进一步挖掘整理《道藏》医方文献，对研究中医理论及实践具有重要意义。

本书分上、下篇两部分。上篇为总论，其中第一章为《道藏》医药概况，介绍《道藏》概况、《道藏》医药文献及《道藏》医方概况；第二章为《道藏》医方分类与分析，讨论了医方功效分类、医方制法特点、医方服法特点，并对医方药物进行简要分析。下篇为各论，从剂型角度对药方进行分类，按照各类剂型药方数量由多至少依次排列为：丸剂、丹剂、散剂、汤剂、酒剂、膏剂和其他。

《道藏》药方内容篇幅长短有殊、体例不一。如一些药方仅出现名称，有些药方可通过上下文意推测其组成、主治功用等，而有些内容达千余字，可从中提炼出组成、制法、服法等内容。因此，采用统一体例将这些文献内容提炼并按条列出，分列为方名、组成、制法、服法、主治功用、禁忌、出处诸项。若某方出现一次以上，仅将原文列出一次，但所有出处均予以列出；若出现同名异方，则在方名后标出（一）（二）（三）……以此类推。

针对整理过程中遇到的相关问题，特做如下说明：

1. 凡原文中出现的异体字、古字，均采用规范简化字，如"栢——柏""内——纳"等。

2. 原文剂量单位不予更改，如两、斤等，未转换为现代单位。

3. 凡单味药物，若论及有炮制、功效等内容，则视为药方列出。

4. 书中的方位词"右"统一改为"上"，不出注。

5. 凡原文出现药物异名者，则统一在首见处于其后加括号注明现用药名。

6. 本书有些药物具有毒副作用或属珍稀动物药材，现国家禁止使用，为保留原文内容，本书对此不做删改。

7. 本书医方中有些含"久服成仙""长生不死"等道家术语，为保留原文内容，本书未做删改。

本书是首次对《道藏》医方文献进行系统整理，面对卷帙浩繁的文献资料，整理过程中难免存在一些不足与错误之处，恳望读者提出宝贵意见。

张其成<br>2016 年 7 月

# 目 录

# 目 录

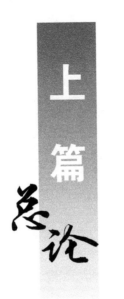

上篇

总论

# 第一章 《道藏》医药概况

　　道医是以三皇之道为源头，以老子之道为核心，以巫术医学、道家医学为先导，以道教医学为主体，以《易经》《黄帝内经》《道德经》为基础经典，以精气神修炼为手段，以形神兼治为方法，以追求长生久视为目的的医学体系。道家医学源于三皇三易之道，至迟形成于春秋战国之际；道教医学则形成于东汉张道陵创立道教以后。道教医学内容庞杂，范围广泛，既有药物、针灸、导引、推拿，又有外丹、内丹、服食，还有祝由、药签、符箓等。中医与道医有着非常密切的关系，"岐黄源于道，十道九医"，道医与中医多有交叉。具体可从三个层面来分析：在"形"的层面，即药物、针灸等有形层面，两者基本相同，互为补充；在"气"的层面，中医偏于医疗气功，道医则有内丹、导引、服气等更丰富的内容；在"神"的层面，道医保留了祝由、药签、符箓等带有民间信仰和宗教色彩的治病驱邪法术，中医则不予认同。

　　作为道教典籍文献总汇的《道藏》，所涵盖的道医内容十分丰富，研究《道藏》中的医药文献是深入了解道医学的一个重要环节，也是促进中医学发展的一个有力途径。近年来，国内外学者对《道藏》的研究和整理取得了一系列丰硕成果，有关《道藏》中的医药养生文献也引起了国内外道教研究者和科技史研究者的关注。但有关研究更多集中在《道藏》养生内容上，对《道藏》药方、药物的研究相对较少，本书集中于《道藏》药方文献资源的挖掘与药方剂型、功效、制法、服法的研究。

## 一、《道藏》概况

道教是中国本土化的宗教。鲁迅先生说过，中国的根柢在道教。要了解中国文化，道教文化的研究是一个重要的环节。而要研究道教，则不可不对《道藏》进行整理与解读①。《道藏》是道教典籍文献的汇总，包含周秦以下道家子书及东汉以后道教经典。从现代学科分类角度看，其涵盖了宗教、哲学、化学、医药、养生、文学、艺术等多方面内容。《道藏》不但内容芜杂多端，包罗万象，而且博大精深，是一个亟待开发的文化宝库。正如汤用彤先生曾称："《正统道藏》五千三百零五卷，续藏一百八十卷，数量甚大。新中国成立后，常思治道教史。初阅《道藏》，内容十分庞杂，大多为神仙长生荒诞之谈，但其中也包含着可用之材料。"② 正因《道藏》中有着如此丰富之内容，国内研究者已逐渐从不同角度对其进行了挖掘与利用，在认识古代道教知识体系的同时，还望对其进行继承与发展。

《道藏》的整理与编纂历史悠久。南北朝时期，相关人士开始对道教各种文献资料进行分类整理，此时期重要的著作当属《三洞经书目录》，乃南朝刘宋道士陆修静所编，此后道藏的文献被归为洞真、洞玄、洞神三类。因此，该目录成为首个道经目录，之后道教典籍的分类整理便以此为基础③。至孟法师《玉纬七部经书目》，又出现七部分类法，即在三洞的基础之上又加上四辅部——太玄、太平、太清及正一。而亦有研究者考证七部分类法始于《正一经》④，但目前学界多按陈国符先生在《道藏源流考》中的观点："至于七部之称，更为后起，始见于孟法师《玉纬七部经书目》。"至于官方

---

① 彭立琼.《道藏》的源流及其编目［J］. 图书馆建设，2003（2）：108－109.

② 汤用彤. 读《道藏》札记［J］. 历史研究，1964（3）：183－190.

③ 卿希泰，唐大潮. 道教史［M］. 江苏：江苏人民出版社，2006：403.

④ 卢国龙.《道藏》七部分类法源考［J］. 中国道教，1991（3）：31－37.

正式编修《道藏》，则始于唐代，完成后名其曰《三洞琼纲》，后亦称《开元道藏》。而后历代都对道教典籍进行搜集与纂修。如宋真宗时命张君房修《大宋天宫宝藏》，他同时还完成了对《云笈七签》的编写，乃取《大宋天宫宝藏》之精华所成，世称"小《道藏》"；宋徽宗时又校成《万寿道藏》；金代刊成《大金玄都宝藏》；而元朝又刊《玄都宝藏》。后因战乱与焚经，《道藏》难逃厄运，大部分遭毁。至明代，官方下令先后对《道藏》进行两次大规模校纂，分别为《正统道藏》及《万历续道藏》，前者共收道书 1426 种，合 5305 卷，按三洞、四辅、十二类分门，后者又补收道书 50 余种，合 180 卷，后二者合称为《道藏》①。20 世纪伊始，《道藏》经版因八国联军侵略而悉遭焚毁。由于战乱灾祸等原因，全国其他宫观庋藏的《道藏》印本也很少被流传下来，北京白云观原藏有明代印制的《道藏》，这是一部迄今所能见到的唯一保存较完好的明代《道藏》，现移藏于国家图书馆②。

## 二、《道藏》医药文献

《道藏》三洞四辅七部的医药文献芜杂多样，洞真、洞玄、洞神、太玄、太清、太平、正一每部分之情况也不尽相同，以下按照三洞四辅之顺序分别介绍其所包含医药文献之具体情况，其中太清部未整理出相关文献，则不予讨论。

### 1. 洞真部医药文献

洞真部十二类文献典籍共收录文献 327 种，其分布情况如下：本文类 78 种，神符类 8 种，玉诀类 60 种，灵图类 17 种，谱录类 13 种，戒律类 12 种，威仪类 30 种，方法类 62 种，众术类 20 种，记传类 19 种，赞颂类 6 种，表奏类 2 种。洞真部医药文献大多分布在方法类、记传类、众术类和玉诀类；本

---

① 胡道静.《道藏》的版本和利用及其前景［J］. 学术月刊，1987（6）：62－64.
② 郑天星. 国外的道藏研究［J］. 国外社会科学，2002（3）：34－42.

文类、灵图类和谱录类亦有少量的涉医药类文献。威仪类、戒律类、神符类、赞颂类、表奏类皆没有关于医药的记述。现将洞真部涉医药文献的典籍名称陈列如下：

众术类非医药著作中含医药文献的典籍有《修真精义杂论》《抱一子三峰老人丹诀》《太上登真三矫灵应经》，方法类有《修丹妙用至理论》《修真十书》《太微灵书紫文琅玕华丹神真上经》《灵宝无量度人上经大法》《还丹众仙论》《西山群仙会真记》，本文类有《太上一乘海空智藏经》，谱录类有《梓潼帝君化书》和《洞玄灵宝真灵位业图》。

**2. 洞玄部医药文献**

洞玄部共收道书300种。其中本文类70种，神符类8种，玉诀类33种，灵图类13种，谱录类12种，戒律类11种，威仪类80种，方法类23种，众术类20种，记传类17种，赞颂类8种，表奏类5种。本部分非医药著作中的医药文献分布较为分散，具体如下：

洞玄部本文类非医药著作中含医药文献的典籍有《洞玄灵宝丹水飞术运度小劫妙经》，神符类有《太上洞玄灵宝五符序》及《太上洞玄灵宝素灵真符》，玉诀类有《灵宝众真丹诀》《神仙服饵丹石行药法》，灵图类有《黄庭内景五脏六腑补泻图》，戒律类有《要修科仪戒律钞》，威仪类有《灵宝领教济度金书》，方法类有《灵宝玉鉴》《上清天枢院回车毕道正法》《高上月宫太阴元君孝道仙王灵宝净明黄素书》《太上灵宝净明院真师密诰》《上清天心正法》，众术类的见于《灵剑子》《黄帝太一八门逆顺生死诀》《玄圃山灵匤秘箓》等卷中，记传类的见于《仙苑编珠》及《仙都志》。

**3. 洞神部医药文献**

洞神部十二类文献典籍共计364种：本文类51，神符类5，玉诀类88，谱录类15，戒律类7，威仪类26，记传类19，赞颂类7，表奏类3，灵图类6，方法类63，众术类74。在这些庞杂的文献之中，医药养生文献基本分布在灵图类、方法类及众术类三部分中。这些文献资料情况相对复杂，其中有些是医药著作，如《图经衍义本草》《石药尔雅》，而有些非医典籍中也涵盖多种药方及药物文献，但内容较分散，不具有系统性。

以下列出灵图、方法和众术类非医典籍中含医药文献的著作名称：灵图类的《四气摄生图》中包含医药文献；方法类有《太清中黄真经》《太清调气经》《嵩山太无先生气经》《幻真先生服内元气诀》《服气精义论》《神仙食气金柜妙录》《枕中记》《三洞枢机杂说》《神仙服食灵草菖蒲丸方传》《上清经真丹秘诀》《太清经断谷法》《太上肘后玉经方》《混俗颐生录》《保生要录》《修真秘箓》《三元延寿参赞书》《太清金阙玉华仙书八极神章三皇内秘文》《太上除三尸九虫保生经》《上玄高真延寿赤书》《紫团丹经》；众术类包含医药文献的典籍有《太清金液神丹经》《太清石壁记》《太清金液神气经》《太清经天师口诀》《太清修丹秘诀》《黄帝九鼎神丹经诀》《太极真人九转还丹经要诀》《玉洞大神丹砂真要诀》《上清九真中经内诀》《金华玉液大丹》《悬解录》《灵飞散传信录》《上洞心丹经诀》《灵飞散传信录》《通玄秘术》《神仙养生秘术》。

### 4. 太玄部医药文献

据《道教义枢》和《云笈七签》记载，洞真经之辅为太玄；洞玄经之辅为太平；洞神经之辅为太清；通贯三洞和三太（即太清、太玄、太平）为正一部，它遍陈三乘，为以上六部之补充。太玄部共收录文献典籍113种。经梳理，太玄部载有药方的典籍主要有四种，分别为《黄帝内经素问遗篇》《太玄宝典》《云笈七签》和《至言总》。《云笈七签》载录药方数量占总量的绝大多数，其他三种载录的药方数量较少。太玄部收录的药方大部分包含组成、主治功用、制法、用法服法、注意事项、加减等相关论述。

太玄部中关于药物的典籍共10种，涉及的药物约390种。这10种分别是《爱清子至命篇》《长生指要篇》《道枢》《海客论》《还真集》《黄帝内经素问遗篇》《上阳子金丹大要图》《太玄宝典》《云笈七签》和《至言总》。在这些文献中，记载药物数量最多的是《云笈七签》，其次为《海客论》和《太玄宝典》。记载药物较少的是《爱清子至命篇》《长生指要篇》《道枢》《还真集》《黄帝内经素问遗篇》和《上阳子金丹大要图》。《云笈七签》为北宋张君房"掇云笈七部之英"汇集而成，共一百二十二卷，有关药物的记载主要集中在方药（卷七十四至卷七十八），金丹（卷六十六至卷六十九、卷七十一），金丹诀（卷六十三至卷六十五）和内丹（卷七十、卷七十二、卷七十三）。

**5. 太平部医药文献**

《道藏》四辅部中除对药物的零散记载外，还收录了《仙传外科集验方》（又名《仙传外科秘方》）《葛仙翁肘后备急方》《孙真人备急千金要方》《急救仙方》和《孙真人备急千金要方目录》等医学著作。其中《急救仙方》《仙传外科集验方》《孙真人备急千金要方》和《孙真人备急千金要方目录》为太平部所收，鉴于此四部著作的理论研究和临床利用颇为广泛，故暂不涉及。据统计，太平部共收录166种典籍，其中载有医药文献的有26种。分别是：《急救仙方》《仙传外科集验方》《孙真人备急千金要方》《孙真人备急千金要方目录》《葆光集》《磻溪集》《草堂集》《丹阳神光灿》《道典论》《洞玄灵宝道学科仪》《渐悟集》《马自然金丹口诀》《三洞珠囊》《上方灵宝无极至道开化真经》《水云集》《太古集》《太极左仙公说神符经》《太上灵宝净明中黄八柱经》《无上秘要》《仙乐集》《云光集》《云山集》《重阳真人金关玉锁诀》《重阳全真集》《重阳真人授丹阳二十四诀》《上方灵宝无极至道开化真经》。

**6. 正一部医药文献**

正一部共收录238种典籍。非医药典籍中涉及医药文献的有41种，分别是《北帝七元紫庭延生秘诀》《长生胎元神用经》《冲虚通妙侍宸王先生家话》《传授三洞经戒法箓略说》《丹阳真人直言》《道法会元》《道法心传》《洞玄灵宝道士明镜法》《洞玄灵宝五感文》《洞真金房度命绿字回年三华宝曜内真上经》《洞真三天秘讳》《洞真上清神州七转七变舞天经》《洞真太上说智慧消魔真经》《洞真太上紫度炎光神元变经》《海琼传道集》《海琼问道集》《离峰老人集》《龙虎精微论》《群仙要语纂集》《三洞道士居山修炼科》《三洞群仙录》《三十代天师虚靖真君语录》《上清道宝经》《上清洞天三五金刚玄箓仪经》《上清黄庭养神经》《上清灵宝大法》《上清明鉴要经》《上清太极真人神仙经》《上清太极真人撰所施行秘要经》《上清太上帝君九真中经》《上清仙府琼林经》《太平御览》《太清道林摄生论》《太上灵宝芝草品》《太上三五正一盟威箓》《太上助国救民总真秘要》《五岳真形图序论》《岷泉集》《玄真灵应宝签》《正一法文法箓部仪》《诸真内丹集要》。记载药物或药方较多的典籍有《洞真太上紫度炎光神元变经》《三洞群仙录》《三十代天师虚靖真君语录》《上清道宝经》《太上灵宝芝草品》《上清太上帝君九真中经》《上清明鉴要经》。

### 7.《续道藏》医药文献

明正统年间编成的《正统道藏》因有所缺漏，加之编成后又有道书相继问世，故至万历三十五年，明神宗命第五十代天师张国祥刊《续道藏》，是对《正统道藏》的补缺。根据《道藏提要》，《续道藏》收录的书籍与篇章共计58种，主要是有关经文、科仪等内容，如《太上中道妙法莲华经》《太上元始天尊说宝月光皇后圣母孔雀明王经》《先天斗母奏告玄科》等；还收录了《庄子翼》《老子翼》《古易考原》等书，但其中所涉及的医药文献篇幅较少。内容涉及医药的典籍有《化书》《上清元始变化宝真上经》和《消摇墟经》，而含医方的典籍仅《消摇墟经》一部，本书关于"太山老父"论述中提到"神枕"，该方在前面几部也出现过，唯名称不同。

## 三、《道藏》医方

本书是以三洞四辅的七部分类法为依据，对《道藏》中的医方文献进行整理与分析。《续道藏》的整理出现在《正统道藏》之后，是对《正统道藏》的补缺，但并未按照七部分类法对所收道书进行分类，且其中所含医方极少，已在上一节讨论过，因此后面不再单独列出。药方的筛选遵循以下原则：①道家外丹黄白术不做深入讨论，化学领域学者专家对其已进行充分研究，研究道家外丹专业人士亦进行了充分的研究；②有些虽也使用了药物，或为完整方剂，功效多为请神、驱邪、保命等，用于道教科仪如斋醮等仪式的药方，也未予以收录；③符箓等法术类药方因原文记载不详，且现代研究较少，未予以收录；④有些丹方在原文中提到可以治疗疾病，则将其列入讨论范围，如治万病，服后万病皆除；但是有些并未提及具体功效，仅说服后令人仙矣，百日则神仙无极等，过于虚幻，便不予讨论。从《道藏》非医典籍中整理出医方共计526个，其中洞真部有16个，洞玄部有146个，洞神部有66个，太玄部有239个，太平部有24个，正一部有35个。

洞真部论述方剂的文献最重要的有众术类的《修真精义杂论》和方法类的《修真十书》和《还丹众仙论》，该部分所记载方剂数量较少，其所记载方剂无论主治、组成、炮制还是服法都很详细，主要用途是治病，部分属于养生方。

洞玄部《太上洞玄灵宝五符序》记录了一些辟谷养生方药，如延年益寿神方、真人绝谷方、令人不老长生去三虫治百病毒不能伤人方等三十余首方剂，同时还有二十余首酿酒方剂，如神仙酿酒方、作神酒方等。《太上洞玄灵宝素灵真符》记录了使用符箓治疗疾病的方法，如"理百病符""治卒中恶背"等。玉诀类《灵宝众真丹诀》主要介绍了八种外丹的炼制方法，如九转炼铅法、紫金丹砂法。《神仙服饵丹石行药法》主要讲述了四十余种服饵成仙之道，如神仙饵丹、神仙治病延年返老丹、仙人食石秘等。灵图类《黄庭内景五脏六腑补泻图》中的相五脏病法详细叙述了五脏病的生理病理变化以及治疗方药、服用方法与饮食禁忌。戒律类医药文献基本为各类符箓及服食辟谷法如"久病大厄、金紫代形章""老君守中赤丸法"。威仪类医药文献见于《灵宝领教济度金书》之二百八十六，其中有近六十种符箓配合汤药的治病方法如"医心脾疼符""医心惊悸口眼㖞斜半身不遂符""小儿科医惊吊痫符""医口舌生疮符"等。方法类的《灵宝玉鉴》主要为内容道教法门之总汇，收录符箓以及少量的辟邪祛病的方药，主要出现的药物为雄黄、朱砂、黄金等绘制符箓时常用的药物。《高上月宫太阴元君孝道仙王灵宝净明黄素书》卷八收录有《黄素内经》和《黄素外经》，以歌诀的形式记录了养生炼丹的方法。《太上灵宝净明院真师密诰》记录了"神仙辟谷服柏叶方"详细描述了用法用量，服用效果以及服食禁忌。《上清天心正法》卷四记述了呪枣请神以治疗疾病的方法。众术类医药文献主要讲述符呪、药方、治病保胎等法术，故其中有少量治疗疾病的药方如风药独胜丹、治破伤风方、治伤折骨损方等，但多数仍为与道教教义相吻合的符呪法术，如神仙辟五兵冠军武威元勿示非人、飞走法、神行散方等。记传类中医药文献多是关于某人服食某物得以长生或是成仙如"贤安甘草，伯玉松屑""墨容黄连，羡门青实"。

洞神部灵图类《四气摄生图》中有外麻散子、肾沥汤、五参丸方、补肾气肾沥汤丸、补肾茯苓丸（两个）、排风散子、八味丸方、护命茯苓丸、诃梨勒丸方。方法类《太清中黄真经》中有胡麻汤和四时枸杞汤；《枕中记》中有断谷常饵法（两个）、服药兼茯苓以当诸食法（两个）、服油法、服巨胜法；《神仙服食灵草菖蒲丸方传》中有灵草菖蒲丸方；《上清经真丹秘诀》中有疗众疾法；《太清经断谷法》中有葵子汤（三个）；《混俗颐生录》中有续命汤、薯药丸、茵陈丸、犀角丸、红雪、柴胡汤、三黄丸；《保生要录》中有药枕方；《三元延寿参赞书》中有紫苏汤、五苓散（两个）；《太上除三尸

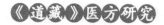

九虫保生经》中有老君去尸虫方;《紫团丹经》中有古仙秘方;《太上肘后玉经方》中有太上肘后玉经方。众术类《悬解录》中有甘草汤;《太清石壁记》中有黄帝九鼎丹方、黄帝九鼎大还丹方、太一金膏丹方、无忌丹、艮雪丹方、太一小还丹方、五灵丹方、艮雪丹、造内丹法、治疟丹、治疮癣、八石丹治人癫病法、服金英等诸丹疗病法、服良曾小还丹等法、紫雪法、造砒丹法;《金华玉液大丹》中有金华玉液大丹;《上清九真中经内诀》中有饵丹砂法(两个);《太极真人九转还丹经要诀》中有黄帝四扇散方和王母四童散方;《灵飞散传信录》中有治云母法(三个)。

太玄部《云笈七签》载录药方数量占总量的绝大多数,其他三篇载录的药方数量较少。《太玄部》收录药方数量约240种,大部分方子至少有组成、主治功用、制法、用法服法、注意事项、加减等相关论述之一。太平部收录了166部著作,在这些文献中载有药方的著作共有11种。太平部涉及的药方数量约110个,大部分方子仅有名字记载,无组成、制法、主治、服法用法、禁忌、加减等相关论述。例如:扁鹊起死方、胡麻散、茯苓丸、四童散和泽泻柏实丸。另一部分则或多或少论及了药方的组成、制法、主治、服法用法、禁忌、加减等。如:保灵松烟流青紫丸、太一四镇丸、太一菖蒲丸散方、神枕品和四填丸。正一部对方剂记载较多的文献有8篇。其中,《三洞道士居山修炼科》《上清明鉴要经》《上清太上帝君九真中经》《道法会元》四种文献涉及的药方数量较多。该部大部分药方都或多或少论及了方子的组成、主治、功效、加减的某一方面或几个方面。如:熏劳法、诃黎散、太一胎精菖蒲圆散方、去三尸九虫方、治虫诸方。

# 第二章 《道藏》医方分类与分析

## 一、医方功效分类

整体来看，《道藏》医方剂型多样，包括丸剂、散剂、膏剂、丹剂、汤剂、酒剂等多种类型，有些药方中药物的制法较特殊，比如洞神部方法类《枕中记》中巨胜（胡麻）和洞玄部神符类《太上灵宝五符序》的黄精都采取"九蒸九曝"之法。在功效方面，一些药方的使用体现出了道家的特色，如洞玄部玉诀类《神仙服饵丹石行药法》中的"神仙酒炼雄黄"可辟邪，洞神部方法类《太上除三尸九虫保生经》中的"老君去尸虫方"可杀尸虫，诸如此类的例子不胜枚举。以下从功效角度出发，分析《道藏》三洞四辅各部药方之特点。

### 1. 洞真部

洞真部非医典籍中药方共 16 个，从功效看有祛疾疗病方、辟谷服食方、调理脏腑方、延年益寿方、祛丹毒方、美容方六类。所筛选出的药方分布情况如下：众术类《修真精义杂论》中收录安和脏腑丸方（一）、理润气液膏方、吐阴痰饮方、泻阴宿泽方；方法类《修真十书·黄庭内景五脏六腑图》中收录消风散、五参圆、八味圆，《还丹众仙论》中收录驭丹散、出火毒法；记传类《纯阳帝君神化妙通纪》中收录灵宝膏方、药救傅道人第八十九化，《历世真仙体道通鉴》中收录虫细丸、服茯苓法、服胡麻法，《太华希夷志》中收录治口齿乌髭方，《列仙传》中收录地黄当归羌活独活苦参散。

（1）祛疾疗病方　五参圆、八味圆、消风散、灵宝膏方、泻阴宿泽方属于此类型。其中五参圆治疗心脏劳热导致的口舌生疮等症；八味圆治疗肾阳虚衰所导致的腰胯膀胱冷疼或痹；消风散治疗肺脏劳热所导致的鼻塞或咳唾脓血等；灵宝膏方治疗恶疮肿漏；泻阴宿泽方通利宿便。

（2）辟谷服食方　虫细丸、地黄当归羌活独活苦参散属此类。其中虫细丸用于杀灭三尸虫以辟谷养生；地黄当归羌活独活苦参散用于调理骨折后遗症并且能够辟谷。

（3）调理脏腑方　安和脏腑丸方（一）、理润气液膏方属此类。这两个药方用于调理脏腑，并且只适用于无痼疾的情况。

（4）延年益寿方　服茯苓法、服胡麻法。这两个药方称是仙人传授，能够延年益寿。

（5）祛丹毒方　驭丹散、出火毒法。道家修炼之人服食丹砂后会出现诸多的后遗症，这两个药方是用于祛除丹毒的。

（6）美容方　治口齿乌髭方。此方用于固齿黑发。

## 2. 洞玄部

经过对洞玄部10种非医典籍中医学文献的梳理，以及对其中内容的摘录，共选出146首方剂，具体分布情况为：本文类《洞玄灵宝丹水飞术运度小劫妙经》有洞玄灵宝丹方剂一首。神符类《太上灵宝五符序卷中》有延年益寿神方、真人绝谷方、令人不老长生去三虫治百病毒不能伤人方等三十余首方剂，同时还有二十余首酿酒方剂。玉诀类《灵宝众真丹诀》有还魂丹、紫金丹砂法等方剂；《神仙服饵丹石行药法》有神仙饵丹、神仙治病延年返老丹、仙人食石秘等三十余首方剂。灵图类《黄庭内景五脏六腑补泻图》有排风散方、五参丸等五首方剂。戒律类《要修科仪戒律钞》卷之十四有老君守中赤丸法、守中径易法等方剂。方法类《上清天枢院回车毕道正法》有草灵丹方一首；《太上灵宝净明院真师密诰》有神仙辟谷服柏叶方一首。众术类《黄帝太一八门逆顺生死诀》有神仙辟五兵冠军武威元勿示非人、风药独胜丹、神行散方等方。

从服用之后的功效来看，有的药方可达到治疗疾病的作用，有些有养生保健之功，还有些可以助人成仙。对于未详述功效的方剂，均纳入其他类，另做分析。同时，许多方剂有多重功效，编者将其分别归入各功效类目下以便分析。以下从养生方、神仙方、治病方和其他四部分来做论述。

（1）养生方 分为延年益寿、强身健体和美容三小类，其中延年益寿与强身健体方剂多有重合，但因其具体功效仍有区别，故而分别论述。

延年益寿方剂 34 首，分别为：饵胡麻法，延年益寿方（一），延年益寿方（二），延年益寿方（三），延年益寿方（四），延年益寿方（五），延年益寿方（六），饵黄精，又饵雄黄治病辟毒延年，夏禹受真人方，真人住年月别一物藕散（一），真人住年月别一物藕散（二），服食麋角延年多服耳目聪明黑发方，胡麻膏，老君观天合服五芝草丹留神住年度世长存方，紫金丹砂法，无名方（两个），羽化河车法，九鼎丹，饵流丹，饵越丹，饵日曝丹，饵雁腹丹，鸡子丹，神仙饵巴丹，神仙酿酒方，地黄神酒方，枸杞酒方，天门冬酒方（一），真人酿天门冬酒方，灵宝服食地黄枸杞酒方，服食神方，仙人食石秘（一）。

强身健体方剂 36 首，分别为：灵宝三天方，延年益寿神方，饵胡麻法，真人绝谷方，真人绝谷饵巨胜法（二），延年益寿方（一），延年益寿方（六），神仙修养方，神仙饵雄黄（一），神仙饵鸡子雄黄，神仙延年不老保精神制魂魄却百疴炼饵白雄黄方，夏禹受真人方，真人四物却谷散，真人住年月别一物藕散（二），住年方，服食麋角延年多服耳目聪明黑发方，胡麻膏，紫金丹砂法，神仙饵丹，轻身益气三物饵丹砂，又饵丹（一），沔流珠，真人山子饵丹，神仙治病延年返老丹，神仙酿酒方，术酒方，神酒方，章陆酒方（一），枸杞酒方，五茄酒方，健体仙酒方，枸杞（三），神酒方，灵宝黄精方，仙人食石秘（一），卧枕缘。

美容方剂17首，分别为：延年益寿神方，神仙饵鸡子雄黄，无名方（两个），又饵越丹，神仙饵大黄丹，神仙酿酒方，神酒方，胡麻酒方，五加酒方，健体仙酒方，天门冬酒方（一），真人长生去三尸延年反白之方，服食神方，入山服石绝粮，守中径易法（六），卧枕缘。

（2）神仙方　主要功效包括使人得道成仙超脱生死，或是助人辟谷以得长生，服食药物以期成仙，或是服用后可以避免邪祟伤人四种。神仙方主要包括在功效上有助人成仙、辟谷不饥或是辟邪作用的方剂。看起来似乎神秘玄奥的东西，恰恰最具有特色且最富魅力，不仅是区别于其他宗教或文化的根本特征，而且是最值得深入发掘和整理之内容。

成仙方剂35首，分别为：灵宝三天方，真人绝谷方，真人绝谷饵巨胜法（一），延年益寿方（一），令人不老长生去三虫治百病毒不能伤人方（一），延年益寿方（六），饵黄精，神仙饵雄黄（二），又饵雄黄治病辟毒延年，神仙饵雄黄致玉女，神仙延年不老保精神制魂魄却百疴炼饵白雄黄方，令人不老长生去三虫治百病毒不能伤人方（二），真人四物却谷散，真人住年月别一物藕散（一），真人住年月别一物藕散（二），住年方，胡麻膏，神仙饵丹，神仙三物饵丹，真人炼饵丹砂，又饵丹（一），饵日曝丹，饵雁腹丹，汋流珠，神仙饵大黄丹，真人山子饵丹，神仙治病延年返老丹，真人酿天门冬酒方，黄精根酒方，真人长生去三尸延年反白之方，神仙服食饵石，入山服石绝粮，神仙服食石钟乳，守中径易法（四），守中径易法（六）。

辟谷方剂16首，分别为：灵宝三天方，真人绝谷方，真人绝谷饵巨胜法（一），真人绝谷饵巨胜法（二），饵黄精，老君守中赤丸法（一），去三虫杀伏尸治面䵟黑益智不忘男女五劳七伤妇人乳产余病带下去赤白皆愈方，真人四物却谷散，章陆酒方（一），服黄精根，神仙服食饵石，神仙服食石钟乳，守中径易法（一），守中径易法（二），守中径易法（三），守中径易法

（五）。

辟邪方剂 6 首，分别为：神仙酒炼雄黄，神仙炼饵白雄黄，丁公杀鬼丸仙人所授方，神仙辟五兵冠军武威元勿示非人，神仙治病延年返老丹，草灵丹方。

服食方剂 2 首，分别为：出外益体服食方（一），出外益体服食方（二）。

（3）治病方　因道家三尸虫理论具有独特的道教医学色彩，故单独划为杀三尸虫类，其他具有明确医疗功效的药方归入其他祛疾疗病方类。三尸虫为道教养生学术语，又称三虫、三彭、三尸神。谓人体中的三条"虫"，实际代指人体内病邪之气。又分上、中、下三尸，各有专名。而上尸好宝物，中尸好五味，下尸好色欲，均与人为祟。故学道养生者当服药辟谷，以灭三尸。其他类方剂具有治疗疾病的效果，"五参丸"治疗心系疾病，"血竭散"治疗刀伤斧钺等。

杀三尸虫方剂 13 首，分别为：又去三虫法，仙人下三虫伏尸方，神仙饵雄黄致玉女，神仙酒炼雄黄，神仙延年不老保精神制魂魄却百疴炼饵白雄黄方，去三虫杀伏尸治面皯黑益智不忘男女五劳七伤妇人乳产余病带下去赤白皆愈方，真人炼饵丹砂，又饵丹（一），神仙治病延年返老丹，章陆酒方（一），去伏尸三虫方，真人长生去三尸延年反白之方，赤松子方。

其他祛疾疗病方剂 29 首，分别为：又服食治病方，饵黄精，神仙饵雄黄致玉女，五参丸，诃梨勒丸，肾气丸，去三虫杀伏尸治面皯黑益智不忘男女五劳七伤妇人乳产余病带下去赤白皆愈方，排风散方，升麻散，治破伤风方，治伤折骨损方，血竭散，无名方（三个），还魂丹，紫金丹砂法，真人炼饵丹砂，又饵丹（二），饵流丹，玉台丹，地黄神酒方，章陆酒方（一），五加酒方，真人酿天门冬酒方，灵宝服食地黄枸杞酒方，枸杞酒方（一），作神酒方，真人长生去三尸延年反白之方。

（4）其他方　其他类有方剂12首，主要是由于原文未有详细功效，或为主方之后的附方，因无法判断功效是否与主方相同，将其归入其他类，留待后期研究。分别为：槐子丸，神仙饵雄黄（三），老君守中赤丸法（二），诸镇丸法，小镇丸法，风药独胜丹，延年益寿神方，章陆酒方（二），天门冬酒方（二），治百病神酒方，枸杞酒方（二），仙人食石秘（二）。

**3. 洞神部**

经过对洞神部非医典籍中医药文献的梳理，共摘出66个药方。药方具体分布情况为：灵图类《四气摄生图》中有外麻散子、肾沥汤、五参丸方、补肾气肾沥汤丸、补肾茯苓丸（两个）、排风散子、八味丸方、护命茯苓丸、诃梨勒丸方、无名方。方法类《太清中黄真经》中有胡麻汤和四时枸杞汤；《枕中记》中有断谷常饵法（两个）、服药兼茯苓以当诸食法（两个）、服油法、服巨胜法；《神仙服食灵草菖蒲丸方传》中有灵草菖蒲丸方；《上清经真丹秘诀》中有疗众疾法（消冰丸、内炙丸、沃雪丸、十泻丸、通利丸、众气丸、荡邪丸、通胃丸、扫疾丸、万病丸）；《太清经断谷法》中有葵子汤（三个）；《混俗颐生录》中有续命汤、薯药丸、茵陈丸、犀角丸、红雪、柴胡汤、三黄丸、无名方（两个）；《保生要录》中有药枕方；《三元延寿参赞书》中有紫苏汤、五苓散（两个）；《太上除三尸九虫保生经》中有老君去尸虫方；《紫团丹经》中有古仙秘方；《太上肘后玉经方》中有太上肘后玉经方；《太清金阙玉华仙书八极神章三皇内秘方》中有无名方。众术类《悬解录》中有甘草汤、守仙五子丸方；《太清石壁记》中有黄帝九鼎丹方、黄帝九鼎大还丹方、太一金膏丹方、无忌丹、艮雪丹方、太一小还丹方、五灵丹方、艮雪丹、造内丹法、治疟丹、治疮癣方、八石丹治人癫病法、服金英等诸丹疗病法、服艮雪小还丹等法、紫雪法、造砒丹法；《金华玉液大丹》中有金华玉液大丹；《太极真人九转还丹经要诀》中有黄帝四扇散方和王母四童散方；《灵飞散传信录》中有治云母法（三个）；《太清九真中经内诀》中有饵丹砂法。

以上所选药方所涵盖的功用极为广泛，我们试从以下五类功效来说明：

（1）祛疾疗病 有治疗疾病效果的药方包括五参丸方、补肾茯苓丸（两个）、八味丸方、护命茯苓丸、诃梨勒丸方、消冰丸、内炙丸、十泻丸、通利丸、众气丸、扫疾丸、万病丸、茵陈丸、犀角丸、三黄丸、柴胡汤、外麻散子、排风散子、五苓散、胡麻汤、四时枸杞汤、方法类《混俗颐生录》中无名方、药枕方、灵草菖蒲丸方、治疟丹、治疮癣方、服金英等诸丹疗病法、服艮雪小还丹等法、紫雪法、造砒丹法、造内丹法、八石丹治人癫病法、断谷常饵法（两个）、服药兼茯苓以当诸食法（两个）、服巨胜法、饵丹砂法、老君去尸虫方及方法类《太清金阙玉华仙书八极神章三皇内秘文》中一无名方。可见大多数药方都具有此功用，而且可治疗疾病的种类也较多，如五参丸方可治疗健忘多惊；补肾茯苓丸能治疗男子肾虚所致诸多症状；八味丸方用于肾有病所引起的小便多、腰痛等症；外麻散子可治疗肝脏疾病引发的各种眼疾；排风散子能治肺脏疾病所致皮肤病变及上气、咳嗽、涕唾稠黏等症；春末夏初之时，外界阴雨较多，导致人体湿重或饮聚体内，出现风湿、自汗、体重、转侧难、小便不利之症，此时可用五苓散。还有一些是道家炼丹方，亦具有治疗疾病的效果，如外用能治疮癣等皮肤之疾。

（2）强身保健 饵丹砂法、服油法、古仙秘方、无名方，此类药方未提到明确的功效，但说明了服后对人身体有益。如饵丹砂法中，"服之百日，肌肤坚强"；服油法"百日血脉充盛"；古仙秘方有"补益元阳"等功效。

（3）美容养颜 灵草菖蒲丸方和守仙五子丸方两个药方具有美容养颜之效。如灵草菖蒲丸方中，"服之六年，颜色光泽，状如童子。七年，发白再黑。八年，齿落重生。九年，皮肤滑腻。十年，面如桃花。十一年，骨轻。十二年，永是真人，长生度世，颜如芙蓉"。

（4）特殊功效 一些药方使用后的功效极具道家特色，如能够返老还

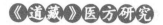

童，去尸虫，辟邪等，其中断谷常饵法、守仙五子丸方、黄帝四扇散方、王母四童散方有返老还童之效；饵丹砂法、老君去尸虫方可去尸虫；荡邪丸、通胃丸、药枕方、灵草菖蒲丸方、葵子汤有辟邪之用。

（5）其他　除以上几类药方之外，还有一部分药方作用不明确，通过原始文献内容难以进行判断，则不妄加分析。这类药方包括沃雪丸、薯药丸、续命汤和肾沥汤。如薯药丸和续命汤，原文中称"凡春中，宜发汗、吐利、针灸，宜服续命汤、薯药丸甚妙"；还有肾沥汤，原文仅提到"三伏日，服肾沥汤"。

通过各药方的功效可发现，其作用的发挥为一个循序渐进的过程，这或与服用量的逐渐增加有关。服药后可先达到祛疾疗病之效，在长期服用后则能延年益寿，最终期望为修真成仙。而这一点不但体现在众多药方中，同时也在同一方中有体现。如《四气摄生图》中黄帝治男子五劳七伤一方中，"先服食三丸，少加为度。亦可作散粥，和方寸匕，日三服，七日知效，十日愈，三十日体气平复。长服令人不老而少"。因此，治病可以视为养生修炼之前提。

**4. 太玄部**

通过对太玄部非医药著作的整理，共搜集 239 个方剂。这些方剂主要集中分布在《云笈七签》《至言总》《太玄宝典》等典籍中。按照功效可分为疗病方、祛毒方、断谷方、延年方、美容方、调理方、神仙方、其他这八类。

（1）疗病方　即用于治疗人体疾病的方剂，共 50 个，具体如下。

胡麻汤、解秽汤方、薜荔汤、岷山丹法、五主留年还白坚实骨髓神通延命长服方、十主头面诸疾可以和形长服留颜还白方、十一主心腹诸疾可以和形长服驻年还白方、十二主四肢诸疾可以和形长服反颜还白方、十三主胸诸疾可以和形长服更还白方、十五主利关节四肢九窍通百脉令人能食轻身长生方、十六主安神强记方、十七主心虚恐怖惊松不定方、二十一主心风虚弱健忘心家诸病方、二十二主脾风虚不能食脾家诸病方、二十三主肺风虚兼嗽或气上肺家诸疾方、二十四主肾风虚腰痛肾家诸疾方、二十五主肝风虚目暗肝家诸病方、二十六主五劳七伤八风十二痹乏气少力弱房方、二十七主房帷间衰弱方、二十九主心腹积癥瘦腹大方、三十主五尸九注骨蒸传尸复连灭门方、三十一主疥癞痫疽手足挛躄鼻柱断坏者方、三十二主消渴中昼夜饮水乃至一石不能食方、三十三主痢下黄赤水若鲜血无时度方、三十四主冷痢下浓血下部疼痛小腹胀满方、三十五主小儿惊痫壮热发作有时方、三十六主目暗眼中三十六疾方、三十七主耳聋耳中三十六疾方以开日合之、三十八主鼻塞鼻中三十六疾方以开日合之、三十九主口舌青黑口内三十六疾方、四十主身体粗皮肤甲错多诸癥疥身中三十六疾方、四十一主心虚悸战栗多汗心中三十六疾方以定日合之、四十二主阴癫疝气等方、四十三主少小脱肛或因虚冷者主之方、四十四主虚劳五痔方、四十五蠼痈禁忌论、洞生太帝君镇生五脏诀、造小还丹法、造艮雪丹法、造赤雪流朱丹法、炼太阳粉法、造铅丹法、炼紫精丹法、造流珠丹法、赤松子服云母方凡二方、真人常服云母方、韩藏法师疗病法、四壁柜朱砂法、修金碧丹砂变金粟子方。

（2）祛毒方 即祛除毒性的方剂，包括去丹毒和去疫毒以及毒虫等，都归入祛毒方中，共7个：守仙五子丸方、萤火丸方、十八主辟邪鬼魅山精魍魉、小金丹方、无名方（三个）。

（3）断谷方 即用于服食辟谷的方剂，以达到修仙的目的，共6个，有太极真人青精干石𩚅饭上仙灵方、崔文子服云母方、文始先生绝谷方、木神养神章、十九主荒年绝谷不饥去俗方、雌黄当归羌活独活苦参散。

（4）延年方 即用于延长寿命的方剂，功效包括益寿延年、长生不老等，共21个，包括南岳真人赤松子枸杞煎丸、黄帝受黄轻四物仙方、君麋角粉方、真人驻年藕华方、老君益寿散方、骊山老母绝谷麦饭术、太一玉粉丹法、太山张和煮石法、修羽化河车法、大洞西华玉堂仙母金丹法、炼麻腴法、

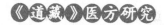

玉清服云母法、越女元明服云母方凡九方。

（5）美容方　即用以达到鬓发反黑，颜色美好等效果的方剂，共 8 个，有灵草换肌章、王君河车方、杏金丹方、十四主人福薄少媚令人爱念好容色延年方、龟台王母四童散方、真人服水云母法凡三方。

（6）调理方　即用于调理机体气机、精神等的方剂，共 15 个，有草五行丹章、安和脏腑丸方、治润气液膏方、南岳真人郑披云传授五行七味丸方、九真中经四镇丸、开性闭情方、七主开心益智、八主无草药和丹服者单饵防万病方、老翁木马章、草神生神章、草气生气章、草通九窍章、风后四扇散方、草精生精章、青精先生𫗴米饭方。

（7）神仙方　即服后升天成仙的方剂，共 42 个，具体如下：九华草灵丹、五芝通神明章、金液法威喜巨胜法附、威喜巨胜法、九光丹法、化宝成丹诀、英砂诀、妙化砂诀、化灵砂诀、化神砂诀、化宝生砂诀、造金丹法、夏姬杏金丹方、太一饵瑰蓝云屑神仙上方并引说、灵飞散方、天父地母七精散方、中山叔卿柏桂下玉匮素书云母方、尧师方回自服云母方、韩众服云母方、炅先生服云母方凡二方、越法师服云母方、老君饵云母方凡六方、仙人炼食云母方、神仙服云母方、真人食云母方凡四方、赤松子见授云实母神散方、终南卫叔卿柏桂下玉匮中素书服云母粉方、修阴丹白雪玄霜法、太清飞仙法、四主保神守中安魂定魄可以去俗长服神仙方、六主镇精神补髓肉坚如铁气力壮勇一人当百长服方、服茯苓法、服胡麻法。

（8）去三尸虫方　即祛除人身体内的三尸虫的方剂，共 11 个，具体有上仙去三尸法、厌尸虫法、祝去伏尸方、下三尸方、仙人下三虫伏尸方、神仙去三尸法、神仙去三虫杀伏尸方凡二方、除去三尸九虫法并药术、刘根真人下三尸法、杀虫之方。

（9）无法归于以上分类的方剂，还有没有提及功效的方剂一律归于其他类，共 79 个，具体如下：仙人长寿杖章、沐浴香汤、沐浴香汤、五香汤、无名方（四个）、神枕法、合丹法、五灵丹法、五成丹法、九转丹、太上八景四蕊紫浆五珠降生神丹方、合和品、阴阳制伏及火候飞伏法、太一三使丹法、造紫游丹法、七返丹砂法、造玉泉眼药方、治云母法、炼云母法凡十方、刘炼师服云母方、化云母为水法凡三方、李大夫化云母粉法、道者炼云母法白云明彻者为上、煮云母法凡二方、蒸云母法、云母长生断谷丸方、服云母畏忌法、金丹法、添离用兑法凡四法、伏汞要法、素真用锡去晕法、素真用兑添白铜法、赤铜去晕法、波斯用苦楝子添锗法、素真用锗要法、素真用雄黄要法、素真用铁法、伏雄雌二黄用锡法、造硇砂浆池法、造梅浆法、炼丹合杀鬼丸法、炼矾石伏汞法、造白玉法、造真珠法、造石碌法、造石黛法、太上巨胜腴煮五石英法、灵宝还魂丹方、神室河车方、九转炼铅法、伏火北亭法、化庚粉法、伏药成制汞为庚法、黄帝四扇散方、王母四童散方、茯苓麨方、镇魂固魄飞腾七十四方灵丸、张少真炼九转铅精法、后代名医造铁胤粉。

**5. 太平部**

《道藏》太平部非医药著作中有药方记载的典籍有7种。其中，《道典论》和《三洞珠囊》涉及的药方数量较多，《渐悟集》《洞玄灵宝道学科仪》《丹阳神光灿》《无上秘要》和《马自然金丹口诀》较少。太平部涉及的药方大部分仅有名字记载，无组成、制法、主治、服法用法、禁忌、加减等相关论述，例如扁鹊起死方、胡麻散、茯苓丸、四童散和泽泻柏实丸。另一部分则或多或少论及药方的组成、制法、主治、服法用法、禁忌、加减等。如保灵松烟流青紫丸、太一四镇丸、太一菖蒲丸散方、神枕品和四填丸。而对于道家修炼外丹则不做重点梳理，下文仅列出有功效主治等论述的药方以做参考。

对于整理出的药方，从功效角度来看可分为养颜方、疗疾方、益耳目方、益脏腑方、祛邪方、仙方、调香方、助孕方和其他。

（1）养颜类 养颜类药方，顾名思义，可使人面容变年轻，身体皮肤有光泽，头发由白变黑。10个养颜类药方分别是：八景四蕊五珠绛生神丹、九转还丹、太上八景四蕊紫浆五珠绛生神丹、仙母金丹、太一菖蒲丸散方、保灵松烟流青紫丸、苣藤威喜蜀椒干姜菖蒲方、太一四填丸方、神枕品、山隐灵宝方。这些药方中多为口服，仅神枕品是外用。

（2）**疗疾类** 疗疾类药方有治疗身体疾病的功用。4个疗疾类药方分别是：甘草丸方（甘草丸方出南岳魏夫人传）、太一四填丸方、神枕品、验方（一）。甘草丸方（甘草丸方出南岳魏夫人传）"百患千病治之皆愈"，太一四填丸方服一年宿疾皆除，神枕品可以除所有疾病和风疾，验方（一）可以辟湿痹疮痒之疾。

（3）**益耳目类** 益耳目类药方在当今有较大的借鉴意义。3个益耳目类药方别是：苣藤威喜蜀椒干姜菖蒲方、神枕品、干石餟饭。3个药方中两个为内服，一个为保健枕。

（4）**益脏腑类** 益脏腑类药方主要是可补益某一脏腑，或气血精液，或筋骨肉皮。4个益脏腑类药方别是：太一菖蒲丸散方、苣藤威喜蜀椒干姜菖蒲方、太一四填丸方、干石餟饭。

（5）**祛邪品** 祛邪品主要祛除无形之邪气，有形之污秽，所用之药多为芳香之品，例如青木香、白芷、檀香等。4个祛邪品药方别是：干石餟饭、验方（一）、验方（二）、验方（三）。

（6）**修真类** 修真类药方的功用主要是延年益寿，轻身飞行，长生不死，飞升成仙等。此类药方对当下的养生事业有所启发。13个仙类药方分别是：八景四蕊五珠绛生神丹、九转还丹、琅玕华丹、太上八景四蕊紫浆五珠绛生神丹、仙母金丹、太一菖蒲丸散方、保灵松烟流青紫丸、甘草丸、甘草丸方（甘草丸方出南岳魏夫人传）、苣藤威喜蜀椒干姜菖蒲方、太极藏景录形灵丸、太一四填丸、山隐灵宝方。

（7）**调香类** 调香品主要为将药物做成朏，点燃可使空气芳香，可除秒。此外还有内服和外用的药方可以使人体香，沁人心脾。3 个调香类方子分别是：合上元香珠法、作香玄腴法、八景四蕊五珠绛生神丹。

（8）助孕类 唯一一个助孕类的药方是甘草丸方。甘草丸可帮助女子多孕。

（9）其他类 4 个其他类药方有太上八宜飞精之丹、华丹、黄水月华丹、九转丹。这些药方未有组成、制法、主治功用等的记载，不便分类。

**6. 正一部**

据统计，正一部非医典籍中有方剂记载的典籍共 8 种。其中，《三洞道士居山修炼科》《上清明鉴要经》《上清太上帝君九真中经》《圣济总录》四种记载药方数量较多。正一部药方的记载都多少论及本药方的组成、主治、功效、加减的某一方面或几个方面。如：熏劳法、诃黎散、太一胎精菖蒲圆散方、去三尸九虫方、治虫诸方等。

这些药方从功效来看，可分为治病方、养生方、神仙方。

（1）治病方 治病类药方是针对身体的疾病，如文中出现的喘咳、瘰嗽、虫证。治病方共 20 个，有熏劳法、诃黎散、无名方、去三尸九虫方、又药法（一）（治瘰嗽）、又药法（二）（治瘰嗽）、老子枕中符及药方第六、太一大四镇圆方、追虫符、八景丹、玉龙膏、治虫诸方（一）、治虫诸方（二）、治虫诸方（三）、治虫诸方（四）、治虫诸方（五）、治虫诸方（六）、治人卒中虫毒腹中痛、神仙除百病枕药方第五、镇魂固魄飞腾七十四方灵丸。这些药方中熏劳法可"治疗咳嗽发热骨蒸"，诃黎散能"治瘰嗽，止气喘"，玉龙膏、又药法（一）（治瘰嗽）、又药法（二）（治瘰嗽）皆可治疗瘰嗽，治虫方有治虫诸方（一）、治虫诸方（二）、治虫诸方（三）、治虫诸方（四）、治虫诸方（五）、治虫诸方（六）、去三尸九虫方、治人卒中虫毒腹中痛、追虫符。

（2）养生方 养生方，也就是有保健作用的药方，功效可以补益脏腑气血，或美容养颜，或增益寿命等。此类药方共 15 个，分别是：无名方（两个）、太一胎精菖蒲圆散方（一）、太一胎精菖蒲圆散方（二）、太一胎精菖蒲圆散方（三）、绝谷真丹煎方、神仙服食丹砂长生方、太一饵瑰葩云屑神仙上方、太一大四镇圆方、枣水、玄水云华浆、太一玄水云华浆法、仙母金丹、八景丹、神仙除百病枕药方第五。在这些药方中，不仅有多种内服剂型，如丸剂的太一大四镇圆方，散剂的太一胎精菖蒲圆散方（一）、太一胎精菖蒲圆散方（二）、太一胎精菖蒲圆散方（三），汤剂的枣水、玄水云华浆、太一玄水云华浆法，还有外用的药枕——神仙除百病枕药方第五。在药方功效方面，太一胎精菖蒲圆散方（一）功效记载为"太一胎精宝记内济之方，守中炼神，长生久视，填凝骨髓，补满脑血，徘徊精液，益气保真，合津定命，五脏受灵，精景上摄，玄根不倾。久服此药，色如少女"；太一大四镇圆方功效是"令人不老，远视万里之外，白发复黑，齿落更生，面目悦泽，皮理生光"；神仙除百病枕药方第五的功用记载是"以衣枕百日，面有光泽。一年，体中所疾及有风疾，一皆愈瘥，而身尽香。四年，白发变黑，齿落更生，耳目聪明"。

（3）神仙方　神仙方的功用主要是洞察天下，轻身飞行，长生不死，飞升成仙等。神仙方共 19 个，有令人长生方、老子百华散辟兵度世方第三、无名方（三个）、太一胎精菖蒲圆散方（一）、太一胎精菖蒲圆散方（二）、太一胎精菖蒲圆散方（三）、神仙服食丹砂长生方、淮南秘方、太一饵瑰葩云屑神仙上方、太一大四镇圆方、八景丹、彻视鬼方、又视鬼方、五香汤沐浴法、沐浴（两个）、太上八景四蕊紫浆五珠绛生神丹方经。部分药方的功效是渐进的，先治疗疾病，再养生保健，最后到达极致，便可长生成仙等。如太一大四镇圆方的功效记载："服之一年，宿疾皆除，二年易息，三年易肉，四年易脉，五年易髓，六年易筋，七年易骨，八年易齿，九年易形，形髓皆易，十年役使鬼神，威御虎狼，步涉江川，无事船梁，山行不畏百害，分身存亡，长生不老。"类似的药方还有神仙服食丹砂长生方。洞察天下及鬼物的药方有彻视鬼方、又视鬼方、淮南秘方、令人长生方。还有加入香药的沐浴药方：五香汤沐浴法、沐浴（一）、沐浴（二）。

## 二、医方制法特点

从制法来看，方剂对于制法都有极高的要求，以下将从组方药物的加工炮制、和药时添加的辅料、方剂制作的时间和空间要求、药物的采集要求、特殊的制作礼仪要求等方面来进行分析讨论。

### 1. 药物加工炮制

从组方药物的加工炮制角度看，药物炮制主要使用了修治、水制、火制、水火共制等方法。试举例如下：

纯净法，指借助一定的工具，用手工或机械的方法，如挑、筛、簸、刷、刮、挖、撞等方法，去掉泥土杂质、非药用部分及药效作用不一致的部分，使药物清洁纯净。如延年益寿神方中"好者择治，去否秽"。

粉碎法，指以捣、碾、研、磨、镑、锉等方法，使药材粉碎达到一定粉碎度，以符合制剂和其他炮制的要求，以便于有效成分的提取和利用。如灵宝三天方中"各异治，下细筛，五物各万杵"。

切制，指用刀具采用切、铡的方法将药切成片、段、丝、块等一定的规格，使药物有效成分易于溶出，并便于进行其他炮制，也利于干燥、贮藏和调剂时称量。如令人不老长生去三虫治百病毒不能伤人方（一）中"取章陆根四十斤，削去上皮，细切之"；灵宝黄精方（一）中"刮去毛，熟洗细切"。

浸泡法，将质地松软或经水泡易损失有效成分的药物，置于水中浸湿立即取出，称为"浸"，又称"沾水"；而将药物置于清水或辅料药液中，使水分渗入，药材软化，便于切制，或用以除去药物的毒质及非药用部分，称为

"泡"。如饵胡麻法中"溉釜中石五斗水，复蒸之，令釜中有石许水，因下甑泻胡麻，置木盘中，悉以石汤沃之"。

水飞法，是借药物在水中的沉降性质分取药材极细粉末的方法。将不溶于水的药材粉碎后置乳钵、碾槽、球磨机等容器内，加水共研，然后再加入多量的水搅拌，粗粉即下沉，细粉混悬于水中，随水倾出，剩余之粗粉再研再飞。倾出的混悬液沉淀后，将水除净，干燥后即成极细粉末。如洞玄灵宝丹中"铜臼捣之，草药各五万杵，石药各十万杵"。

煮法，是将药物与水或辅料置锅中同煮的方法。如还魂丹中"光明砂一两一分，研如面。以荞麦灰汁煮三日淘取秤；雄黄三大分，研如面，醋煮三日，淘取秤；石庭脂三大分，研如面，酒煮三日，淘取秤"。

蒸法，是以水蒸气或附加成分将药物蒸熟的加工方法。如延年益寿神方中"蒸之如炊，须曝干复蒸，九曝九蒸乃止"；真人绝谷饵巨胜法（一）中"蒸令热气周达，便曝之一日，凡九蒸九曝，合用九日"。

**2. 辅料**

从和药时添加的辅料角度看，辅料除常用的白蜜外，还使用松脂、枣脂、大豆末、漆、蜡、楮汁、粟米饭、米醋等。

使用白蜜作为辅料的方剂有：灵宝三天方、延年益寿神方、真人绝谷方、真人绝谷饵巨胜法、天门冬煎方、太一仙二物饵水银雄黄、神仙炼饵白雄黄、神仙延年不老保精神制魂魄去百疴炼饵白雄黄方、五参丸、诃梨勒丸、肾气丸、服松根法、丁公杀鬼丸、饵日曝丹，等。使用白松脂作为辅料的方剂有：延年益寿方、黄帝受黄轻四物仙方等。使用枣脂作为辅料的方剂有：入山终身不食方。使用大豆末作为辅料的方剂有：仙人下三虫伏尸方、灵宝黄精方（二）等。使用漆作为辅料的方剂有：神仙饵雄黄（一）。使用蜡作为辅料的方剂有：老君守中赤丸法、草灵刀方等。使用楮汁作为辅料的方剂有：紫金丹砂法、羽化河车法等。使用粟米饭作为辅料的方剂有：无名方（二）。使用米醋作为辅料的方剂有：风药独胜丹。使用无罗面滴水作为辅料的方剂有：玉台丹。

### 3. 方剂制作时间要求

在方剂的制作时，常常对制作的时间有特殊的要求。如灵宝三天方中提到"以王相日，童男捣药，勿易人也"。老君守中赤丸法中提到"王相建满定日合"。小镇丸法中提到"合药时，用王相满日"。延年益寿方中提到"常以直成日合之，无用破危日合之也"。

### 4. 药物采集时间要求

在方剂的制作中，常常对某些药物的采集时间有特殊的要求。如延年益寿方中提到"春三月甲寅日，日中时采更生。夏三月丙寅、壬子日，日中时采周盈。秋三月庚寅日，晡时采日精。常以冬十月戊寅日，平旦时采神精。无戊寅者，壬子亦可用也。冬十一月、十二月壬寅日，日入时采长生。此上诸月，或无采之日，则用戊寅、戊子、戊辰、壬子日也。十一月无壬寅，壬子亦可用也。亦尔不用执日，令药神不行"；令人不老长生去三虫治百病毒不能伤人方（二）中提到"章陆三十斤，正月、二月、九月、十月、十一月、十二月采取，过此不中用。勿令中风也。绢囊尽盛，悬屋北六十日"；守中径易法（六）中提到"三月三日，若十三日、二十三日，取白茅根"；去伏尸三虫方中提到"用三月三日取桃叶"；无名方（十二）中提到"以十月上已日，取槐子"；仙人食石秘（二）中提到"常以七月七日，取地榆根"；卧枕缘中提到"五月五日，若七月七日，取山林之柏为枕"。

### 5. 方剂制作方位要求

在方剂的制作中，常常对制作方剂时所处的方位有特殊的要求。如令人不老长生去三虫治百病毒不能伤人方（一）中提到"于东向灶煎之"；神仙酒炼雄黄中提到"作东向灶"；黄帝一物饵丹法中提到"入坛始从束门入，复南门入，复西门入，复北门入。奉药中央，满三日搅之，从三至五，复搅

之，至七复搅之，从七至九，复还从三搅之，至五如前法"。

### 6. 方剂制作礼仪要求——斋戒

"斋"是指沐浴更衣、不饮酒、不吃荤等；"戒"是指戒游乐，使身心安静。在方剂的制作中，常常有斋戒的要求。如尸解药中提到"于山中密地斋一月"；神仙饵雄黄致玉女中提到"戒勿以衣服及屐履借人，药精常欲飞扬，作此药斋百日"；神仙酒炼雄黄中提到"合药时当先斋戒七日，清净处，勿令人见之"；神仙延年不老保精神制魂魄却百病炼饵白雄黄方中提到"先师言欲养此药，先斋戒洁净，无令妇人见之也，恐有月经往来，触禁。禁此最急，不可不慎"；老君守中赤丸法中提到"斋七日，勿令小儿、女人、鸡犬见之"；小镇丸法中提到"合药时，当斋戒，勿令小儿妇人见之，不得食葵菜、生菜及至死丧生产家"；洞玄灵宝丹中提到"去人问长斋一百二十四日。勿使俗人鸟雀鸡犬见之"；黄帝一物饵丹法中提到"于洁净处，先斋七日，于高山避阴头，勿令人见，神不相入"，"禁灸刺、过生乳家，令不复神"；真人炼饵丹砂中提到"勿令妇人见。若阴雨疾风，覆藏之无人处，天晏出曝之"，"欲炼时，当先沐兰芷，斋戒七日，无妇女过近药旁也。欲致神，无近房室，避日出日中"；神丹刀圭九光相生中提到"慎避女人，不得交情，并污秽辱死丧、产乳之妇，及亦不得交手犯触，触则辱神，辱神则不得延年，仙道乖矣"；神仙治病延年返老丹中提到"作此药法，欲得清静独处，莫过二人共合见者，令药不成"；仙人服石饵石中提到"忌女人鸡犬，慎勿令见之。初作紫灰时，先斋三七日，亦可于斋中作泥，泥两土釜，不得在人间作也，唯煮时不畏人耳"；仙人食石秘（一）中提到"皆先斋戒二十一日，于密处起火，唯煮时不复污秽耳"。

## 三、医方服法特点

在服法方面，《道藏》方剂对服用方式、服用时间以及服用剂量均有严格的要求。通过分析可知，部分方剂对于服用方式有特殊的要求，多数药方对于服用时间具有特殊要求，从服用剂量来看，药方亦有其特色。

**1. 送服方式**

从送服药物的方式角度看，以下主要举出三个例子说明，即用井华水送服，用美酒送服，以及用药汤送服。

（1）用井华水送服 如神丹刀圭九光相生中提到"取所饵丹，清旦向日，井华水服一刀圭，日一"；神仙炼饵还丹中提到"平旦向日吞一丸，以井华水饮之，日三"；神仙饵巴丹中提到"如饵服如小豆一丸，向日，以井华水服之"；真人住年月别一物藕散（二）中提到"正月上卯平旦，井华水服一方寸匕"；住年方中提到"直成日以井华水服方寸匕"。

（2）用美酒送服 如神仙修养方中提到"取如鸡子者一枚，投酒中服之，日三"；真人绝谷方中提到"服如鸡子一枚，日四"；肾气丸中提到"空腹酒下三十丸，日再服"；紫金丹砂法中提到"每日三丸，酒下"；真人四物却谷散中提到"日服方寸匕，美浆水酒为服之"；神仙服食石钟乳中提到"服之，恣口酒送，无酒水送之"；治破伤风方中提到"每服三钱，无灰酒调下"；治伤折骨损方中提到"每服二钱，热酒调下"；胡麻膏中提到"以酒服之，日中一升"；乐子长炼胡麻膏方中提到"日以酒服五合"；乐子长服胡麻法"以酒服"。

（3）用药汤送服 如五参丸中提到"空腹人参汤下二十丸，日再服"；诃梨勒丸中提到"空腹地黄汤下二十丸"；草灵丹方中提到"子、丈夫，灯心汤下；妇人，红花汤下"；防风散中提到"空腹以防风汤下三钱一匕"。

**2. 服用时间**

从方剂服法看，部分方剂对服用时间有特殊的要求。如灵宝三天方中提到"甲子建天，癸亥数路，晨昏为期，慎勿敢忘"；小镇丸法中提到"以满日平旦，东向服一丸，却十日服一丸，却十日复服一丸，是为三十日服四丸止";又却老方中提到"十月上巳,服槐子一枚";入山服石绝粮中提到"清旦吞青石七枚,日中吞赤石七枚,日暮吞白石七枚"。其次,不少药方的功效是循序渐进的,从治病防病过渡到服食成仙之目的。如莒藤威喜蜀椒干姜菖蒲方的功效:"满六十日,身轻能行;复六十日,四肢通利;复六十日,颜色有光;复六十日,平调腹肠,五藏皆实,凶邪不伤……复六十日,白发还藏;复六十日,牙齿坚刚……复六十日,出入无间;复六十日,行厨在边,位为仙人。此是六岁验也。长服不休,与天相倾,变形千化,上升太清。"又如太一四填丸方能"服之一年,宿疾皆除,二年易乌,三年易气,四年易脉,五中易髓,六年易筋,七年易骨,八年易齿,九年易形体,十年役使鬼神,威御虎狼"。对于服用的剂量和疗程,有些药方要求剂量随时间增加,持续的时间不等(一般按天、月、年计算)。太一四填丸方剂量增加模式为"千日之后,二百日中服七九。二千日之后,三百日中服二十九。三千日之后,四百日中服三十九,计此为度。填神守中,与天地相毕"。

### 3. 服药禁忌

从方剂服法看,部分方剂有着极为特殊的服药禁忌,体现了道医之特色。如灵宝三天方中提到"禁食生鱼、猪肉、韭菜,禁见丧、尸、犬、猪、产、汚"。五参丸中提到"四月,勿食大蒜,令人发易白及堕。五月,勿食韭,损心气,及有毒,并勿食心肾"。诃梨勒丸中提到"六月勿食茱萸,令人患赤白痢。四季勿食脾、肝、羊血"。肾气丸中提到"十月,勿食椒,令人口干,成赤白痢。十一月、十二月,勿食鳞甲之物,并食肾脾"。小镇丸法中提到"不得食葵菜、生菜及至死丧生产家"。真人炼饵丹砂中提到"将欲服时,复斋戒五日,沐浴,乃服之","欲致神,禁食五辛、生菜、生鱼、猪狗肉"。神仙治病延年返老丹中提到"服药禁食猪肉、生鱼,及诸酸辛"。辟谷丹方中提到"忌食热物,忌服草乌,药反之"。灵宝服食地黄枸杞酒方中提到"禁房室,猪肉、生鱼、紫花地丁(菫菜)"。神酒方中提到"勿食菜蒜"。炼五石脂中提到"服之当精意斋戒，不能斋戒，不可轻服"。排风散方中提到"七月勿食茱萸，食之血痢。八月、九月，勿多食生姜"。升麻散方中提到"正月，不食生葱，熟者不食益佳。二月、三月，不食蓼子、小蒜及百草心，勿食肝肺"。

**4. 服药剂量**

在方剂的服法中，部分方剂的服用剂量会随时间的变化而变化。如仙人下三虫伏尸方中提到"合丸如大弹丸，日服三丸，十日以去。稍益，丸如鸡子黄"。神仙饵雄黄（一）中提到"常先食渍一丸，咽其汁，日三服。三百日以后，吞如黍粟大，日三丸，以为常也"。神仙延年不老保精神制魂魄却百疴炼饵白雄黄方中提到"常日饮如梧实，五丸。久服之，稍稍自少，后服一丸耳"。老君守中赤丸法中提到"初服，一日服一丸，二日服二丸，三日服三丸。复从一丸始，凡九日，服十八丸为一剂，便守中"。无名方（十二）中提到"服之从月一日始，一日服一枚，二日服二枚，三日服三枚，从此至十日，日加一枚，计十日服五十五实，大月服一百六十五，小月则不能以大月计。计一年服一千九百八十实，一年有六小月，即减六十实"。无名方（二）中提到"年四十，日一丸。年五十，日二丸。年六十，日三丸"。真人山子饵丹中提到"服如麻子，二丸，日再。日加一丸，满十日，复从二丸如初，以为常服之"。又服食治病方中提到"欲从一日始，日服一枚，十日服十枚，复从一始，满十日更之，如前法"。又却老方中提到"十月上巳，服槐子一枚，日转增一，至十日更复从一始，正当上巳日造服之也"。

方剂中各个剂型的计量单位种类繁多。丸剂的计量单位包括如梧子、李子、鸡子、杏核、大弹丸、大豆、黍粟、麻子、小豆、小儿拳、巨胜、枣、赤小豆大等十余种。散剂的计量单位多为刀圭、方寸匕、合。酒剂基本没有明确的剂量单位，多要求随个人酒量服用，不欲大醉。其他几种剂型很少出现特殊计量单位。

## 四、医方药物分析

本部分重点分析医方中所使用的药物，兼顾分析未出现于医方中但在《道藏》医药文献中被论及的药物。《道藏》非医典籍中所整理出药物共计880种左右，绝大部分都出现在医方中，包括一些单味成方的药。例如洞神部《太清经断谷法》中有服食茯苓六法、服食黄精三法，洞玄部神符类《太上灵宝五符序》卷中的灵宝黄精方，都是单味药物之服食方。而未出现在方中，但被论及的药物数量很少，如在洞神部方法类《保生要录》的"论药食门"中，论述了十余种药物的功效等内容，其中提到"莲实粉主补中，养神，益气力，除百疾，久服轻身延年；榴梨浆治风热，昏闷烦躁；胡麻，主肠中虚羸，补五内，益气力，长肌肉，服明目，填髓脑，坚筋骨，去虚热……"经整理，医方中常用的有以下药物：汞、朱砂、云母、铅、茯苓、蜜、雄黄、胡麻、地黄、术、桂、硫黄、金、松、盐、枣、雌黄、黄精、醋、芝草、乌头、硝石、酒、胤丹、柏、人参、天门冬、泽泻、葱、甘草、石英、青木香、矾石、姜、白石英、银、米、禹余粮、菖蒲、铜、磁石、锡、曾青、菊花、桃、茱萸、麦冬、硇砂、防风、枸杞。这些药物在功效、炮制等方面都具有其各自特征。

关于药物功效，所整理出医方中的药物数量繁多，对其进行论述的体例不一，情况相对复杂，经各方面综合分析，将医方常用药物按功效特点分为三大类，分别是祛疾疗病类、养生类和其他。以下为详细论述：

**1. 祛疾疗病** 直接提到药物有治疗疾病之用的并不多，且内容较零散，不成体系。如在洞玄部玉诀类《神仙服饵丹石行药法》的神仙服食石钟乳中说："石钟乳，味甘，无毒，温；一名孔公乳；主明目，下气益精。"在洞神部方法类《三元延寿参赞书》中"羊肝明目，性也"指出羊肝具有明目之功效；该书还有一处称，将大蒜切丝，食之可治疗骨痹；刀刃所伤所致血流不止，可嚼寄生叶止血，其效果妙，等。还有一部分提到药物功效的则是引用其他本草著作内容，还是在《三元延寿参赞书》一书中，"浆水，按《本草》，味甘酸，微温无毒，调中引气，开胃止渴……"，引用了《本草纲目》原文内容，虽然直接讨论药物功效材料不多，但可通过其他内容看到有关药物疗效的一方面，也就是间接谈及药物疗效。

当药物出现在药方组成中时，会有关于功效的介绍。如洞神部方法类《太上肘后玉经方》以八卦的次序列出八个药方，在各方的药物组成中，除说明药物用量和制法外，还提及有关功效的内容。其中一方为坤风后四扇散方：五灵脂三大两，延年益命；仙灵脾三大两，强筋骨；松脂三大两，生风痫；泽泻三大两，强肾根；术二大两，益气力；干姜二大两，益气；干地黄五大两，补髓血；石菖蒲三大两，益心神；桂心三大两，补虚乏不足；云母粉四大两，长肌肤肥白。该方由十味药物组成，各药基本都有关于功效的解释：五灵脂可延年益命，仙灵脾（淫羊藿）能强筋骨，泽泻强肾根，术益气力，干姜能益气，干地黄补骨髓，石菖蒲益心神，桂心补虚乏不足，云母粉长肌肤。又如在老君去尸虫方中，其组成有九味药：贯众、白雀芦、蜀漆、芜荑、雷丸、僵蚕、厚朴、狼牙子、石蚕。每味药都说明其具有杀虫之效：贯众杀伏虫，白雀芦杀尤虫，蜀漆杀白虫，芜荑杀肉虫，雷丸杀赤虫，僵蚕杀鬲虫，厚朴杀肺虫，狼牙子杀青虫。

**2. 养生** 养生类包括具有延年益寿、强身健体、辟谷、美容等功效的药物。这里重点介绍用于服食的药物。服食又名服饵，指服食药物用来养生，乃道教修炼方式，起源于战国方士，在古代曾风靡一时。道教通过这些修炼方式，以求得长生，他们不仅会服食丹药，草木药也常被用来做服食之品。《抱朴子》中就有专篇论服食，多为草木药服食方。至唐代，外丹术大盛，服食丹药者众多，因草木药大多加入丹药烧炼，单服草木药者相对减少。唐以后外丹术渐衰，但某些服食药方为医家所吸收提炼，丰富了古代的医药学。

《正统道藏》收有《神仙服食灵草菖蒲丸方》《种芝草法》等。

葛洪引《神农四经》说：上药令人身安命延，升为天神，中药养性，下药除病①。在这种思想的启发下，道士们在实践中逐渐积累起一套采集、制作和服食长生药的方术，即为服食术。但最初认为服食矿物类药物优于植物类药物，原因在于矿物比植物寿命更久。然而草木药及药方的价值不可忽视，其具有非常重要之价值，尤其是药用的研究价值。洞神部方法类《枕中记》中称，"夫欲服食，先草，次木，次石，此将药之大较，所谓精粗相代，阶浅以至深也"，就是说服食的顺序应先草，再木，最后为石，说明了服食要以药物的种类为顺序。

具体来看，服食植物类药物常用的有茯苓、黄精、胡麻（巨胜）、天门冬、术等，可单独服用，《枕中记》中有服药兼茯苓以当诸食法、服食巨胜法等；《太清经断谷法》中有服食茯苓六法、服食黄精三法、服食巨胜四法、服食天门冬三法。如洞玄部神符类《太上灵宝五符序》卷中称："麻者，五谷之长，可以知万物，通神明。"《神仙服饵丹石行药法》又称："古人有服巨胜者，而速验于延年。饮麻油，乃不必愈于巨胜散矣。"而矿物类药物名称一般不单独出现做服食之用，而是作为丹药的组成成分，和其他矿物药共同出现。如《太清石壁记》中有五十多种丹方，每种丹方成分都为几十种矿物药，可见组成成分之复杂。

**3. 其他**　一些药物无明显治疗疾病的效果，且未被作为服食辟谷之用，但是会经常出现在药方之中，具有不可替代之作用。这些药物一般具有辅助效果，其或可辅助服食，或可辅助修炼，或在药方制作过程中作为辅助成分。以下以最常出现的大枣、醋、蜜和酒为例做以说明。

大枣，《本草纲目》果部·枣称其"甘、辛、热、无毒。可调和胃气，

① 葛洪. 抱朴子内篇［M］. 北京：北京燕山出版社，1995.

可治反胃吐食，可用于伤寒病后，口干咽痛、喜唾，妇女脏燥等"。在很多药方中，大枣加入其中，不但可调和诸药药性，还能调和胃气。而在洞神部一些文献如《太清调气经》的方剂中，大枣作为辅助使用还具有不同的效果，文中称："口无津液，即以枣一两颗，肉吃留核，含之令引液。"在多个典籍中都出现大枣的类似用法，其作为辅助药物可辅助服食、辅助修炼等。蜜在制作丸剂中必不可少，最常见的丸药为蜜丸，即使用蜜作为黏合剂来制作药丸——"炼蜜为丸""蜜和为丸"。醋在所摘药方中出现次数也很多，很多药物会用醋制、以醋煮、用醋拌等，其具有去除药物味道，令药物湿润等辅助效果。酒在文中出现的次数最多，逾百次，其具有多方面辅助之用，可归结如下：空心喝酒以助服药（《四气摄生图》）；空腹饮酒以助气道（《太清调气经》），助正气等，但不可过量；服食时以其为辅助成分来助药性等。

下篇

各论

　　从《道藏》非医典籍中整理出医方共计 528 个。本篇将从剂型角度出发，对所整理的医方进行归纳。

　　剂型指将药物原料加工成适合医疗或预防应用的形式，是药物用于机体之前的最后形式①。在中医学中，方剂的剂型不但历史悠久，而且种类多样②。关于方剂剂型研究的成果并不十分丰富，通过一些有关方剂剂型的研究可知，中医发展历史上从古至今出现的剂型主要有汤剂、丸剂、散剂、膏剂、丹剂、酒剂、霜剂、饼剂等，基本可归为两大类：内服和外用。本书从《道藏》中所筛选出并进行分析的方剂并未涵盖剂型分类中的所有，主要包括丸剂、丹剂、散剂、酒剂、汤剂和膏剂。

　　以下将列出从《道藏》中所筛选出的各方的原文内容，内容包括方名、组成、制法、服法、功效、在《道藏》中的出处等。其中有些药方内容较全面，涵盖各内容；而有些仅包括某几项内容，都如实列出。编者依据每种剂型所包括方剂数量从多至少为序列出药方，分别为：丸剂 153 个、丹剂 125 个、散剂 71 个、汤剂 26 个、酒剂 22 个、膏剂 13 个。对于无法归入上述几类的则另归入"其他"一类，共计 116 个。对各剂型中的所有药方，则依据其在三家本《道藏》（1988 年文物出版社、上海书店、天津古籍出版社联合出版）中出现的先后顺序为序列出。

---

① 朱晟，何瑞生．中药简史 [M]．桂林：广西师范大学出版社，2007．
② 许霞．先秦两汉时期医书方剂剂型概况 [J]．陕西中医学院学报，2010（06）：30 -
31.

# 第三章 丸 剂

　　丸剂，顾名思义，其外形为球形或类球片形，是将药物研成细粉或用药材提取物，加适宜的黏合剂制成的圆形固体剂型。有水丸、蜜丸、糊丸、蜡丸等不同形式。中医认为丸剂具有方药剂量准确、药物吸收较好、作用和顺缓慢、药效持久等特点。中医制作丸剂有丰富的经验，始终把丸剂的制作作为药物制法的一个重要内容。凡是制法要求制丸或是服法以丸称呼，或是名字以丸命名的均收录在丸剂中。《道藏》非医典籍中共计整理出丸剂153个，原文内容如下：

## 安和脏腑丸方（一）

　　组成：茯苓、桂心、甘草炙、人参、柏子仁、薯蓣（山药）、麦门冬各二两，天门冬四两。

　　制法：麦门冬去心，上捣筛为散，白蜜和为丸，丸如梧桐子。

　　服法：每服三十丸，日再服，以药饮下之。松叶、枸杞等诸药可为饮也。

　　主治功用：今以草木之药，性味于脏腑所宜为也，安脏丸、理气膏。其先无病疹，脏腑平和者，可常服此丸、膏，并茯苓、巨胜等单服之药。

　　出处：洞真部众术类《修真精义杂论》。

## 五参圆

　　组成：秦艽七分，人参七分，玄参十分，干姜十分，沙参五分，酸枣八分，丹参八分，苦参八分。

　　主治功用：心有病，口干舌强，或咽喉肿痛，咽唾不得，口内生疮，忘前失后，梦见炉灶冶铸之事，宜服五参圆。

禁忌：四月勿食大蒜，令人发易白及堕。五月勿食薤，损心及有毒。并勿食心肾，令人心痛，宜食大小麦，去霍，禁咸味。

出处：洞真部方法类《修真十书》黄庭内景五脏六腑图。

## 八味圆

组成：干地黄八分，牡丹三分，泽泻三分，桂心二分，茯苓三分，附子二分，薯蓣四分，山茱萸四分。

制法：上件以蜜为圆，如桐子大。

服法：空心汤下三十圆。

主治功用：肾有病，腰胯膀胱冷疼或痹，小便余涩，疝瘕所缠，宜服八味圆。

出处：洞真部方法类《修真十书》黄庭内景五脏六腑图。

## 虫细丸

组成：附子五两，麻子七升，地黄六两，术七两，茱萸根大者七寸，桂四两，云芝英五两，凡七种。

制法：取菖蒲根煮浓，作酒，使清淳。重羹一斗半，以七种药咬咀纳器中渍之，亦可不用咬咀，三宿乃出曝之。之燥，又取前酒汁渍之三宿，又出曝之，须酒尽止曝，令燥。纳铁臼中，捣之极细，筛令成粉。取白蜜和之，令可丸。

服法：以平旦东向，初服二丸如小豆，渐益一丸，乃可至十余丸也。

主治功用：治腹内弦实上气，心胸结塞，益肌肤，令体轻有光华。尽一剂，则虫死，虫死则三尸枯，三尸枯则自然落矣。

出处：洞真部记传类《历世真仙体道通鉴》卷十四。

## 服茯苓法

组成：茯苓五斤。

制法：盛治去外皮，乃捣，下细筛，以渍白蜜三斗中，盛之以铜器、可耐热白瓦器，以此器著大釜中，著水才半于所盛药器腹。微火烧釜令水沸煮药器。数反侧药，令相和合。良久蜜消竭，煎出，著铁臼中，捣三万杵，令可丸。

服法：旦服三十丸如梧桐子大。

主治功用：百日百病除，二百日可夜读书，二年可使鬼神，四年玉女侍卫，十年夜视有光，能隐能彰，长生久视。服此一年，百害不能伤，疾病不能干，色反婴儿，肌肤充悦，白发再黑，眼有流光。

出处：洞真部记传类《历世真仙体道通鉴》卷十五。

## 服胡麻法

组成：胡麻三斗。

制法：肥者，黄黑无拘，可择之，使清洁。于微火熬，令香气极，令燥，细捣以为散，令没没尔，勿下筛。白蜜三斗，以胡麻散渍会蜜中，搅令相和。使调匜，安器著釜水中，乃煮如前茯苓法伺候。令煎竭，可捣乃出，捣之三万杵，如梧桐子大。

服法：旦服三十丸。

主治功用：尽一剂，肠化为筋，不知寒热，面返童颜，役使众灵。蒋先生惟服此二方，已凌烟化升，呼吸立至，出入无间，舆乘群龙，上朝帝真，位为仙宗也。

出处：洞真部记传类《历世真仙体道通鉴》卷十五。

## 药救傅道人第八十九化

组成：生、熟地黄，川椒。

制法：生、熟地黄切焙，川椒去枝目及闭口者，微炒三物，等分。末之炼蜜为丸。

服法：空心米汤，服五十丸。

主治功用：时目昏多泪，传如法服之，夜能视物。

出处：洞真部记传类《纯阳帝君神化妙通纪》卷六。

## 灵宝三天方

组成：巨胜（胡麻）五分，威喜（茯苓）四分，蜀椒一分，干姜三分，菖蒲三分。

制法：皆取真新好者，精洁治之。凡五物，以王相日，童男捣药，勿易人也。各异治，下细筛，五物各万杵。五物各异置赤杯中，凡五杯，罗列赤案上，露一宿。明日平旦，乃以神斗分之，合和如法。和以白蜜，若白饴，后更捣三万杵，丸如梧子。

服法：平旦向日长跪，吞三丸讫，言长生，得所愿。暮日入，复跪西向，复吞三丸，如旦法以为常。曰此是一剂也。若服尽更合，可计药分并合之，多少在意，令周一年，服者乃佳。至于杵数，可都共益一万杵耳。合和更捣，是为四万杵也。

甲子建天，癸亥数路，晨昏为期。慎勿敢忘。六十一节，天地之常，服之如法。甲癸为明，甲子建日，服至癸亥日，为一节。若甲子无建者，满定开亦佳。服药皆先斋三日，烧香存神，然后即事也。

禁忌：禁食生鱼、猪肉、韭菜，禁见丧尸、犬猪、产污。慎之。

主治功用：满六十日，身轻能行；复六十日，四肢通利；复六十日，颜色有光；复六十日，平调腹肠，五脏皆实，凶邪不伤；复六十日，身体坚强；复六十日，耳目聪明。此是一岁验也。复六十日，骨体强梁；复六十日，手爪有光；复六十日，影响显彰；复六十日，精气益长；复六十日，白发还藏；复六十日，牙齿坚刚。此是二岁验也。复六十日，道德达通；复六十日，六甲神从；复六十日，神达身中；复六十日，志信神行；复六十日，心开目明；复六十日，远知四方。此是三岁验也。复六十日，瞻视有光；复六十日，五神不亡；复六十日，不知饥渴；复六十日，百神来谒；复六十日，五脏不竭；

复六十日，能寒能热。此是四岁验也。复六十日，能浮能沉；复六十日，能浅能深；复六十日，能圆能方；复六十日，能弱能强；复六十日，能纵能横；复六十日，能短能长。此是五岁验也。复六十日，能好能丑；复六十日，能少能老；复六十日，能大能小；复六十日，能轻能重；复六十日，出入无间；复六十日，行厨在边，位为仙人。此是六岁验也。长服不休，与天相倾，变形千化，上升太清。

出处：洞玄部神符类《太上灵宝五符序》卷中。

## 延年益寿神方

组成：胡麻子（胡麻仁）。

制法：好者择治，去否秽，蒸之如炊，须曝干复蒸，九曝九蒸乃止。治下细筛，以白蜜丸。

服法：服如鸡子一枚，日三。

主治功用：服之一年而色美，身体滑泽；服之二年，白发返黑；服之三年，落齿更生；服之四年，入水不濡；服之五年，入火不焦；服之六年，走及奔马。此药甘香而美，易持难厌。方秘不出，百年一传。

出处：洞玄部神符类《太上灵宝五符序》卷中。

## 饵胡麻法

组成：胡麻一斛，麦蘖一斗。

制法：取一斛淘洗，去上黑皮，令正白，蒸之一日，曝干磨之，捣之亦佳。溉釜中石五斗水，复蒸之，令釜中有石许水，因下甑泻胡麻，置木盘中，悉以石汤沃之。以麦蘖一斗细捣，纳中酿之，如作糖状。卒时挤去糟，煎之三分余一分，更置铜器中，浮汤上釜中猛火，无令沸绝。可丸止。

服法：当如鸡子者，三丸。

主治功用：服之百日，充益肌肉，鬓发皆黑，耳目聪明。能长服之，命无穷矣。

出处：洞玄部神符类《太上灵宝五符序》卷中。

## 真人绝谷方

组成：巨胜二斗，大椒五升。

制法：去黑皮，讫，合捣二物下筛。

服法：初服五合，日三。浆水无在亦可，蜜丸，服如鸡子一枚，日四。

主治功用：渐自不饥。荒年亦可但服此药，便当绝谷矣。能令气力百倍，寒暑不侵，百病悉愈，神仙自致矣。

禁忌：渴但饮水，勿食他物，食他物便饥也。

出处：洞玄部神符类《太上灵宝五符序》卷中。

### 真人绝谷饵巨胜法（一）

组成：巨胜一斛。

制法：蒸令热气周达，便曝之一日，凡九蒸九曝，合用九日。讫，捣下筛，和以白蜜。

服法：服如鸡子一枚，日三。

主治功用：久久食谷自少。服之百日，百病自愈，洗水不著身；服之一年，玉女侍卫。

出处：洞玄部神符类《太上灵宝五符序》卷中。

### 真人绝谷饵巨胜法（二）

组成：巨胜一斛，茯苓三斤。

制法：若急用者，亦可一日三蒸三曝，三日凡合九蒸九曝，便可用矣。天阴者，皆须日出，合捣，蜜和。

主治功用：得力益速，能补精髓，渐渐自不饥，渴则饮水。

出处：洞玄部神符类《太上灵宝五符序》卷中。

### 真人轻粮辟谷不食方

组成：巨胜一斗二升，取纯黑者，茯苓二十四两，泽泻八两。

制法：治三物万杵。

服法：以水服如弹丸，日三。遇食可食，无食复取百物食之，无所禁。

出处：洞玄部神符类《太上灵宝五符序》卷中。

## 延年益寿方（一）

组成：更生（菊叶），周盈（菊茎），日精（菊花），神精（菊实），长生（菊根）。

制法：都合五物，皆令阴干百日，各令二分治，合下筛。当于密室中捣，丸用白松脂，大如梧子。

春三月甲寅日，日中时采更生，叶也。夏三月丙寅、壬子日，日中时采周盈，一方云周成。周盈者，菊之茎也。秋三月庚寅日，晡时采日精。日精者，菊之华也。常以冬十月戊寅日，平旦时采神精。神精者，一曰神花，一曰神英，菊之实也。无戊寅者，壬子亦可用也。冬十一月、十二月壬寅日，日入时采长生。长生者，菊之根也。

此上诸月，或无采之日，则用戊寅、戊子、戊辰、壬子日也。十一月无壬寅，壬子亦可用也。亦尔不用执日，令药神不行。

服法：服之，日三服，后饭。

主治功用：服之一年，百病皆去，耳聪目明身轻，益气增寿二年。服之二年，颜色悦泽，气力百倍，白发复黑，齿落更生，增寿三年。服之三年，山行不避蛇龙，鬼神不逢，兵刃不当，飞鸟不敢过其旁，增寿十三年。服之四年，通知神明，及与五行，增寿四十年。服之五年，身生光明，目照昼夜，有光关梁，交节轻身，虽无羽翼，意欲飞行。服之六年，增寿三百岁。服之七年，神道欲成，增寿千年。服之八年，目视千里，耳闻万里，增寿二千年。服之九年，神成，能为金石，死能复生，增寿三千年。左青龙，右白虎，黄金为车。

出处：洞玄部神符类《太上灵宝五符序》卷中。

### 延年益寿方（二）

组成：春加神精一分，更生二分；夏加周盈三分，更生二分；秋加神精一分，日精二分；冬加日精三分。

制法：常以直成日合之，无用破危日合之也。

出处：洞玄部神符类《太上灵宝五符序》卷中。

### 延年益寿方（三）

组成：春加神精二分，更生二分；夏加神精一分，周盈二分；秋加日精二分；立冬加神精二分；冬至加神精一分，长生二分。

服法：日吞十丸，旦暮各五。

出处：洞玄部神符类《太上灵宝五符序》卷中。

### 延年益寿方（四）

组成：秋加神精一分，日精二分。

出处：洞玄部神符类《太上灵宝五符序》卷中。

### 延年益寿方（五）

组成：春加周盈二分。

出处：洞玄部神符类《太上灵宝五符序》卷中。

### 饵杏子法

组成：杏子（杏仁）三斗，羊脂四斤。

制法：取杏子三斗，去其中两仁者，作汤，才沸三四沸，纳杏子汤中，有顷，手摩令皮去，熟治之。置瓮中待之，清其汁，计度得七八斗。弃其滓，取一石釜置糠火上，以羊脂四斤摩釜中，令膏尽著釜，热复摩之，令尽四斤脂。纳汁釜中，炊以糠火，若蚕沙，四五日药成，其色如金，状如小儿哺。

服法：服如鸡子黄，日三。

主治功用：服百日，父母不能识，令人颜色美好。乃仙去神方，秘之。

出处：洞玄部神符类《太上灵宝五符序》卷中。

## 令人不老长生去三虫治百病毒不能伤人方（一）

组成：章陆（商陆）根四十斤。

制法：取章陆根四十斤，削去上皮，细切之。以水八斗，于东向灶煎之，令减半，去滓，更煎之，令可丸，服如梧子一丸。

主治功用：十日见鬼，六十日使鬼取金银宝物，作屋舍，随意所欲。八十日见千里，百日身能飞行，登风履云，肠化为筋，久服成仙人。

禁忌：勿令人见。

出处：洞玄部神符类《太上灵宝五符序》卷中。

## 槐子丸

组成：槐子。

制法：以十月上巳日，取槐子盛新瓦瓮中，覆一瓦盆盖之，泥封之三七二十一日，发洗之，其外皮皆去，中子如大豆状。

服法：服之从月一日始，一日服一枚，二日服二枚，三日服三枚，从此至十日，日加一枚，计十日服五十五实，大月服一百六十五，小月则不能以大月计。计一年服一千九百八十实，一年有六小月，即减六十实。

出处：洞玄部神符类《太上灵宝五符序》卷中。

## 又服食治病方

组成：槐子。

制法：以十月上巳日，取槐子，阴干百日，捣去皮，取子著瓦器中盛之。

服法：欲从一日始，日服一枚，十日服十枚，复从一始，满十日更之，如前法。

主治功用：欲治诸卒病，留饮，宿食不消，胸中气满，转下下利，一服一合，二合愈，多服无毒。

禁忌：若病人食少，勿多服，令人大便刚难。

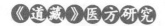

出处：洞玄部神符类《太上灵宝五符序》卷中。

## 又去三虫法

组成：槐子。

制法：取槐子，不须上巳也。得取取之，并上皮捣，令可丸，丸如杏核。

服法：一服三丸，日二服，多作长服亦善。亦可以蜜丸之。

出处：洞玄部神符类《太上灵宝五符序》卷中。

## 仙人下三虫伏尸方

组成：茯苓十斤；章陆根削去上皮，但取下白者五斤；清酒、麦面曲各五斗。

制法：并炊酿之，置瓮中，封之二十日，药成剂之。但取纯大豆，熬作末，如饴状，合丸如大弹丸。

服法：日服三丸，十日以去。稍益，丸如鸡子黄。

主治功用：上尸百日，中尸六十日，下尸三十日烂出。

出处：洞玄部神符类《太上灵宝五符序》卷中。

注：上尸如手，中尸如足，下尸如鸡子；上尸黑，中尸青，下尸白。此三尸与人俱生，常欲令人死，至晦朔日，上天白人罪过。晦至其日，当拘魂制魄，及守庚申夕，于是三尸不能得动矣。是其夕，人梦与他人争斗者，是魄与尸斗也。夫魂常欲宁，身故不欲伏尸，魄常欲宁，神故欲恍惚，三尸常欲人死，故欲攻夺，此之谓也。凡道士、医师，但知按方治身，而不知伏尸在人腹中，固人药力，令药不效，皆三虫所为。上尸好宝货千亿，中尸好五味，下尸好五色，若不下之，但自欺耳。去之即不复饥，心静无念，可得遂生。真人贵其方，道士尊其药，贤者乐其用，愚俗笑其事。所以言人死为尸骸者，坐是三虫之位号也。

## 神仙修养方

组成：用成日煎牛脂若羊脂一斗，胡麻一斗，干姜百累，生姜半斤，生地黄一斤。

制法：皆捣绞之。大铜铛中微火上煎，使药味尽，脂色变黄，成绞去滓。

服法：取如鸡子者一枚，投酒中服之，日三。

主治功用：令人百病皆愈，发黑齿生。

出处：洞玄部神符类《太上灵宝五符序》卷中。

### 饵黄精

组成：黄精。

制法：欲饵之法，以二月、八月取根，刮去毛，熟洗细切，一斛煮以水六斗，炊火令和，旦至夕药熟，出使寒，手接之使碎，酒囊酿得汁还竭，令可丸。取滓干末纳釜中，令和药成。

服法：服如鸡子者，日三。亦可散服，未必饵也。

主治功用：可绝谷不食，不寒不暑，行及奔马，百病自愈。人能绝房内则不老，寿无期至仙人，不绝房内，止可寿二百岁耳。服此药，不避虎狼，不畏兵革，行山中生食之，恣口渴饮水生食，又善通神明。

出处：洞玄部神符类《太上灵宝五符序》卷中。

### 神仙饵雄黄（一）

组成：雄黄一斤，醇酒三升，好漆二升。

制法：饵雄黄法，用好者一斤，治之如粉，以醇酒三升，和之铜器中，白炭上煎之，微火令小沸，勿使大熟，其状如胶。以好漆二升，熟绞去滓，投著其中，搅令和合药成。丸如大豆。

服法：常先食渍一丸，咽其汁，日三服。三百日以后，吞如黍粟大，日三丸，以为常也。

主治功用：十日即知病悉愈。二十日身皮肤至足，药气布行，命曰真人，时寒则温，时热则凉。服之百日，肠中肥厚，皮肤坚，筋骨强，耳目聪明，无众患。

出处：洞玄部玉诀类《神仙服饵丹石行药法》。

## 神仙饵雄黄（二）

组成：雄黄一斤，水银半斤，云母六两，白蜜三升。

制法：雄黄，正鲜好者，一斤，治令极靡。水银半斤，云母六两，治之皆令靡。白蜜三升合和，盛以竹筒，薄削之。盖其口，约以枲，黍米下蒸之，五日五夜即成，以置水中，捼之如绵，即不污人手，在地草土不着。

服法：日吞如大豆一丸。

主治功用：常服之，与天地相保，勿妄传也。

出处：洞玄部玉诀类《神仙服饵丹石行药法》。

## 神仙饵雄黄（三）

组成：雄黄，滑石，赤石脂。

制法：雄黄正阳赤好鲜者，多少自在，置釜中，以一釜覆之，涂其际，无令泄。先以犬毛为替，乃用滑石，赤石脂合和，以水涂厚三分，干，用上釜不须涂也。为铁叉，令釜居上，去地五寸，炊以苇薪，以土为三丸，以置釜上，干之，复置一丸著其上，如是尽三丸止。寒可发，以鸡羽拂取，以肥猪胴肠入药，结两头，置铜器中，复盖之，加甑中，装黄土其上，蒸之一日一夜，复加一胴，三日三夜尽三胴，可引。丸大如弹丸。

服法：服一丸，乃可饮玉浆。

出处：洞玄部玉诀类《神仙服饵丹石行药法》。

## 又饵雄黄治病辟毒延年

组成：雄黄一斤，云母六两，白蜜三升。

制法：用雄黄一斤，捣合如粉，倾半斤，云母六两，捣合，令和白蜜三升，皆合和，盛以竹筒，薄削之，约以枲，盖其口，蒸之黍米中，五日五夜，即成。以置水中，引之如绵，即不污人手，在地草土不着，成也。

服法：服如大豆者一枚。

主治功用：常服之，与天地相毕，神仙度世，与神明通，上为太一使，下伏百鬼，任使之。

出处：洞玄部玉诀类《神仙服饵丹石行药法》。

## 神仙饵鸡子雄黄

组成：雄黄一斤，水银一斤。

制法：雄黄一斤，治之令如粉。取生新鸡子黄白和之，置铜铫中，以一铫覆上，封涂其际，微火令手可扪，烧燃尽三日夜，勿令火绝。寒乃发之，掠去上滓，清者在下，当涌涌如水银，寒则坚，得人气复软。汞一斤，得十两，盛以竹筒，勿使见风。

服法：服如麻子。

主治功用：使人玉泽润色，冬则能温，夏则能凉，辟除诸寒气。

出处：洞玄部玉诀类《神仙服饵丹石行药法》。

## 神仙饵雄黄致玉女

组成：雄黄，松脂。

制法：但取雄黄鸡冠色者，熟捣下细筛，和以成，炼松脂。

服法：旦服一枚，如弹丸。

主治功用：至十日，腹中伏尸三虫下，面䵟皆除。服之二十日，百病除，耳目聪明。减药，旦服如小豆二枚，百日，东常阳女来。二百日，青腰素女形如玉来，以黄为饰，如大黍米，在鼻上，或在人中，是真玉女也。欲为人妇，且勿妻也。自称肉人腥臊不洁净，何宜当来乎。玉女曰：吾见子服神药，精气上通洞天，天故使我来为子妇。因谓玉女曰：吾闻天上有华池酒兰汤，宁可得尝之乎？玉女为人取持来，得而饮之，乃用为妇。

禁忌：戒勿以衣服及屐履借人，药精常欲飞扬，作此药斋百日。

出处：洞玄部玉诀类《神仙服饵丹石行药法》。

### 神仙酒炼雄黄

组成：雄黄一斤，清酒五升。

制法：雄黄一斤，熟捣下细筛。清酒五升渍之，置器中，卒时作东向灶，安釜已毕，薄涂之，以铜盘加釜上，令水不及三四寸，以赤土涂其际，勿令泄。炊之以桑薪，釜中水尽，辄复益之。药汁尽，以酒五升当五益之。合为二斗五升，调适其火，炊之可丸乃止。雄黄莫过大猛火，猛火飞去，药不成也。合药时当先斋戒七日，清净处，勿令人见之。

服法：药成，食如小豆者二枚，常送药以水。

主治功用：服之百日入髓，腹中三虫伏尸皆去，心开目明，使人有威武，入水辟蛟龙，入山辟虎狼，入军辟五兵。服雄黄者，人不敢当之。

出处：洞玄部玉诀类《神仙服饵丹石行药法》。

### 神仙炼饵白雄黄

组成：雄黄。

制法：先为土重炉，广五寸，长尺为铃，中间装炭，其中取雄黄，则置其门，五六斤多少自在。以木甑盛玄龙汁，承其下，并涂之，高尺五六寸，猛火炊之，火稍益炭，卒时雄黄皆下，漉于槽汋中，正白如米，久久坚绝，可治也。

服法：以蜜丸大如小豆，且向日，吞一丸。

主治功用：即辟百邪诸凶之属，能十反互之益良，令人通神明。

出处：洞玄部玉诀类《神仙服饵丹石行药法》。

### 神仙延年不老保精神制魂魄却百疴炼饵白雄黄方

组成：雄黄五十斤，太一余粮（禹余粮）一斗。

制法：以雄黄五十斤，当盛以铁筒，筒长二尺二寸，中径四寸，底广三寸半，厚五分。以盐和朴硝，泥苴筒中，厚三分，干之。哎咀雄黄，纳其中，以铁为箅，穿之百余孔，如熏筛状，覆箅筒口，以铁铫盛以麻油，埋地中通半，取大绳系穿其中央，以盖铫上。取雄黄倒覆空上，以六一泥涂其会，令坚不动。径以炭火烧之，作小偶图形，炭炉去筒七八寸，然其中筒赤紫色黄，即消下入油中，长尺余，短者七八寸，复取装之如前法。凡五十上下，色正赤白如玉，干折咬咀，盛以筒中，去油，代以白酒，亦互之如上法。复五十上下，复咬咀之，合太一余粮一斗，并合和令相得，互之如前法。去酒，代以肪蜜，互之如前法。入蜜三十上下，可药成正白，枭如饵。

服法：常日饮如梧实，五丸。久服之，稍稍自少，后服一丸耳。

主治功用：服之一旬，三虫皆消。靡散服一月，魂魄内守。服之百日，百病皆除，身体轻便。服之一年，皮肤蛇蜕，寒温不能伤，贼鬼不能殃。

禁忌：先师言欲养此药，先斋戒洁净，无令妇人见之也，恐有月经往来，触禁。禁此最急，不可不慎。

出处：洞玄部玉诀类《神仙服饵丹石行药法》。

## 五参丸

组成：秦艽七分，人参七分，丹参七分，玄参十分，干姜十分，沙参五分，酸枣仁八分，苦参粉八分。

制法：上捣筛，蜜和丸如梧桐子。

服法：空腹人参汤下二十丸，日再服。

主治：心热者，色赤而脉溢。心病者，颜先赤，口生疮腐烂，心胸、肩胁、两肋、背、两鼻、臂皆痛，或夜梦赤衣人持赤刀仗火来怖之，人心虚则胸腹腰相引而痛。心病证当脐上有动气，按之牢若，痛苦烦，心病手足心热哕。心有病，口干舌强，咽喉口痛，咽食不得，口内生疮，忘前失后，梦见炉冶之类，宜服五参丸。又云，心病欲濡，急食咸以濡之，用苦以补之，甘以泻之，禁湿衣热食，心恶热及水。

禁忌：四月，勿食大蒜，令人发易白及堕。五月，勿食韭，损心气，及有毒，并勿食心肾。心痛宜食大小麦，杏，藿，禁咸食。

出处：洞玄部灵图类《黄庭内景五脏六腑补泻图》相心脏病法。

## 诃梨勒丸

组成：干地黄十分，牡丹皮十分，薯蓣八分，泽泻八分，茯苓八分，芎劳（川芎）八分，山茱萸九分，荜拨（荜茇）四分，干姜五分，诃梨勒皮七分。

制法：右捣筛，蜜和，丸如梧桐子。

服法：空腹地黄汤下二十丸。

主治：脾热者，鼻色赤黄而肉臑。脾病，体上游风瘰瘰之，遍体闷疼，身重，喜饥，肉痿，足不能行，喜声，脚下痛。脾虚则腹肚胀鸣，成溏痢，食多不化。脾风之状，多汗恶风，身体怠惰，四肢不收，微黄，不嗜饮食，诊在鼻，其色黄。脾病当脐有动气，按之牢若，痛苦逆气，小肠急痛，泄下，足重胫寒。脾有病，两胁胀满，饮食不消，时时呕逆，不能下食，背膊沉重，气满冲心，四肢虚肿，宜服诃梨勒丸。脾恶湿，食苦以燥之。又曰，脾病欲缓，急食甘即补之，苦即泻之。禁湿，脾恶湿也。

禁忌：六月勿食茱萸，令人患赤白痢。四季勿食脾肝、羊血。脾病宜食粳米、枣、葵，禁酸味。

出处：洞玄部灵图类《黄庭内景五脏六腑补泻图》相脾脏病法。

## 肾气丸

组成：干地黄十分，薯蓣十分，牡丹皮七分，泽泻八分，山茱萸九分，茯苓六分，桂心六分，附子四分。

制法：上捣筛，蜜丸如梧桐子大。

服法：空腹酒下三十丸，日再服。

主治：肾热者，颐赤。肾病者，色黑而齿槁，腹大体重，喘咳，汗出恶风，肾虚则腰中痛。肾风之状，颈多汗，恶风，食欲下膈塞不通，腹喜满，失衣则腹胀，食寒则泄，诊在形黑瘦而腹大。肾病脐下有动气，按之牢若，痛苦腹满，食不消，体重，骨节疼，嗜卧。肾有病，腰胯膀胱冷痛，脚疼或痹，小便余沥，疝瘕所缠，宜服肾气丸。肾若燥，急食辛以润之。又曰肾病欲坚，急食咸以坚之，用苦以泻之，咸以补之。禁无犯热食温衣，肾恶燥也。

禁忌：十月，勿食椒，令人口干，成赤白痢。十一月、十二月，勿食鳞甲之物、并食肾脾。肾病宜食大豆黄卷，藿。禁甘物。

出处：洞玄部灵图类《黄庭内景五脏六腑补泻图》相肾脏病法。

## 老君守中赤丸法（一）

组成：白蜜一斤，真丹一斤（一方三两），白蜡一斤。

制法：先细切蜡，以铜器煮酒令沸，乃投于蜡，安酒中。蜡消，下器著冷水中，蜡凝复下。如此三上三下，蜡凝出之，弃酒，乃独以蜡著铜器中，火上使沸，九沸九下，后下之纳白蜜；复上火一沸，下之纳真丹，搅令相得，欲凝，便急丸之如弹丸。

服法：初服，一日服一丸，二日服二丸，三日服三丸。复从一丸始，凡九日，服十八丸为一剂，便守中。若不能吞大丸，亦可分作小丸，计之合药。

主治功用：欲断谷，服之。四十年不饥，颜色气力如故，可负担远行，令人不畏毒，但不能延年长生耳，辟谷轻身，气力不减，山行不极也。

禁忌：渴者饮少冷水，亦饮少酒，勿复有所食。斋七日，王相建满定日合，勿令小儿、女人、鸡犬见之。

其他：后若欲还食谷，当煮葵子一升，作薄粥饮之。药即下，乃先稍稍食糜，勿便顿饱也。

出处：洞玄部戒律类《要修科仪戒律钞》卷之十四。

## 老君守中赤丸法（二）

制法：直洋蜡三上三下，乃纳蜜一沸，纳丹挠之冷，便成守中。

出处：洞玄部戒律类《要修科仪戒律钞》卷之十四。

### 诸镇丸法

组成：茯苓、干黄精、术、楮实、人参各一两，白蜜五合，白蜡二两。

制法：茯苓、干黄精、术、楮实、人参各一两，捣筛，以白蜜五合、白蜡二两，合前和药，更捣千杵。

服法：服如小儿拳一丸，然后可服大小四镇。服丸后，又应长将前件柏叶丸、茯苓丸为佳。

出处：洞玄部戒律类《要修科仪戒律钞》卷之十四。

### 小镇丸法

组成：丹沙（朱砂）半斤，茯苓半斤，禹余粮半斤，麦门冬一升，白蜜三两。

制法：凡五物，丹沙、余粮、茯苓下稀和以蜜，捣三万杵，麦门冬去心，三两作四丸，手摩令有光。

服法：以满日平旦，东向服一丸，却十日服一丸，却十日复服一丸，是为三十日服四丸止。

主治功用：服此药得度世者有三十余人。

禁忌：合药时，用王相满日，当斋戒，勿令小儿妇人见之，不得食葵菜、生菜及至死丧生产家。

出处：洞玄部戒律类《要修科仪戒律钞》卷之十四。

### 丁公杀鬼丸仙人所授方

组成：虎头骨、丹砂、真珠（珍珠）、雄黄、雌黄、曾青、女青（地梢瓜）、鬼臼、皂荚、桔梗、芎蒡、白芷、苍术、芜荑、鬼箭（鬼箭羽）、鬼督邮（天麻）、藜芦、菖蒲各二分。

制法：上十八味，捣筛，蜜和如弹丸。

用法：带之，男左女右。

主治功用：百邪不敢近人，梦寐不乱，魂魄常安。凡人居止、移动、避病，皆有吉处，摄生君子皆宜用之。假令岁德、月德、日德、时德，最为大者吉。

出处：洞玄部众术类《摄生纂录》。

## 神仙辟五兵冠军武威元勿示非人

组成：雌黄二两；雄黄二两；矾石（白矾）二两半，烧过；鬼箭削去外皮；萤火①一两，用夜光木代之亦可；白蒺藜一两；铁槌柄一两半；煅灶中灰一两；羖羊角一两半，烧焦黑。

制法：上各为末，如细粉，以鸡子黄，并赤雄鸡冠上血，和为丸。如杏仁尖样三角绛囊，盛五丸。

用法：带左臂上。从军者，系腰间。居家，悬当门。

主治功用：上应一切盗贼凶恶，兵自解去。辟疾病、疫气、百病、虎狼、蛇毒。凡白刃、兵戈、盗贼，一切凶害，不能近身。

出处：洞玄部众术类《黄帝太一八门逆顺生死诀》。

## 风药独胜丹

组成：草乌、无名异、淡豆豉各等分，乳香二钱，没药二钱。

制法：上为细末，米醋和为丸，如梧桐子大，朱砂、麝香为衣。

服法：每服两丸，茶酒任下。

出处：洞玄部众术类《黄帝太一八门逆顺生死诀》。

## 无名方（一）

组成：茯苓，若食不消三分加一分；菖蒲，若患耳三分加一分；栝蒌，若热渴加一分；山茱萸，若身痒湿加一分；菟丝子，若阴痿加一分；牛膝，

---

① 萤火：味辛微温。主明目，小儿火创伤，热，气，蛊毒，鬼注，通神。一名夜光（《御览》引云，一名熠耀，一名即照，《大观本》，作黑字）。生池泽。《本草纲目·虫部》萤火释名：夜光、熠、景天、救火，据火、夹火。气味：辛、微温、无毒。主治：明目，疗青盲，治小儿火疮伤等。

若腰痛加一分；细辛，若目视茫茫加一分；续断，若有疮加一分；巴戟天，若阴痿加一分；防风，若风邪加一分；山药，若阴湿痒加一分；天雄，若风痒加一分；蛇床子，若少气加一分；柏子仁，气力不足加一分；远志，惊恐不安加一分；石斛，身皮痛加一分；杜仲，若肠绝痛加一分；苁蓉，若阴痿加一分。

上件，一十八味，各四分。

制法：熬捣为末，炼蜜丸如梧桐子大。

服法：先服食三丸，少加为度。亦可作散粥，和方寸匕，日三服，七日知效，十日愈，三十日体气平复。

主治功用：长服令人不老而少。

出处：洞神部灵图类《四气摄生图》。

## 五参丸方

组成：玄参、丹参、苦参、秦艽各七分；沙参、人参、干姜各五分。

制法：上熬捣为散，炼蜜为丸如梧桐子大。

煎法：食上煎水下三十丸。

主治功用：心有病，即梦见丹炉炎火之类，健忘多惊，宜服五参丸方。

出处：洞神部灵图类《四气摄生图》。

## 补肾茯苓丸（一）

组成：茯苓、杜仲、附子、山茱萸、牡丹皮、泽泻、桂、山药、干地黄、细辛、石斛、苁蓉、生姜。

制法：上一十三味，除桂外余并一一熬捣为末，炼蜜丸如梧桐子大。

服法：先服食七丸，日再服。

禁忌：禁房事及冷猪鱼等。

主治功用：治男子内虚，不能饮食，匆匆健忘，悲忧不乐，喜怒无限，身肢浮肿，小便赤黄，精淋沥痛绞，膀胱冷疼，口渴饮水，心腹胀满，皆犯七伤，宜饵此方。

出处：洞神部灵图类《四气摄生图》。

## 补肾茯苓丸（二）

组成：茯苓、防风、白术、细辛、山药、泽泻、附子、紫菀、独活、芍药、丹参、苦参、桂心、干姜、牛膝、山茱萸、黄芪各三两。

制法：上熬捣为散，炼蜜丸如梧桐子大。

服法：先食七丸，日再服。

主治功用：主肾虚冷，五脏内伤，风寒虚冷所苦，令人身肢湿痒，足行失度，不自省觉，饮食失味，目视茫茫，遍身拘急，腰脊疼痛，不能饮食，日日羸瘦，心嗢咳逆上气，转侧不得，起则须人扶策，针灸治疗小折；或乘马触风，不自将护，饮食不节，用力过度，或口干灼，流涎自出；或复恶梦，精便自出，尿血滴沥，阴下湿痒；或如惊悸，小腹偏急，四肢酸疼，气息嘘吸，身肢浮肿，冲人胸胁，遇医不识，妄欲治之，此方主之。

出处：洞神部灵图类《四气摄生图》。

## 八味丸方

组成：茯苓、泽泻、牡丹皮各三分，桂心、附子各二分，生干地黄八分，山茱萸、山药各四分。

制法：上熬捣为散，炼蜜丸如梧桐子大。

服法：每空心酒下三十丸，忌生萝卜。

主治功用：肾有病即多小便，腰胯疼痛，梦与鬼交。

出处：洞神部灵图类《四气摄生图》。

## 护命茯苓丸

组成：茯苓、山药、肉桂（生）、山茱萸、巴戟、干姜、白术、牛膝、菟丝子各一两，细辛、防风、泽泻、柏子仁、牡丹皮各半两，附子一两半。

制法：上件药并熬捣为散，炼蜜为丸如梧桐子大。

服法：先食，服七丸，日再服。

出处：洞神部灵图类《四气摄生图》。

## 诃梨勒丸方

组成：诃梨勒皮七分，山药、牡丹皮、泽泻、山茱萸、茯苓、荜拨、芎藭各八分，干姜五分。

制法：上熬捣为末，炼蜜丸如梧桐子大。

服法：空心枣汤下三十丸。

主治功用：脾有病所致气满冲心，四肢虚肿。

出处：洞神部灵图类《四气摄生图》。

## 服药兼茯苓以当诸食法（一）

组成：茯苓五斤。

制法：净治，捣，下筛。白蜜三升，和之，纳铜器中，重釜煮之，数回转。非铜器，好瓷器亦佳。蜜干出，捣三万杵。

服法：旦服三十丸，如梧桐子，日三服。

主治功用：百日百病除。

出处：洞神部方法类《枕中记》。

## 服药兼茯苓以当诸食法（二）

组成：胡麻三斗。

制法：黄黑无在，精治择，釜中微火熬之，令香，细捣为末，下筛。白蜜三升，和令调，煎之，如茯苓法，捣三万杵。旦服，丸如梧桐子，三十丸尽一剂，肠化为筋。

此二方与世方少异。若年少者当饵茯苓，若年过四十当服胡麻。

凡茯苓治少，胡麻养老，亦可二物并合，倍用蜜共煎为丸。老少并治，不必别作也。

出处：洞神部方法类《枕中记》。

## 服巨胜法

组成：胡麻二斗，大豆一斗。

制法：上各熬令香，取豆黄合捣筛。

服法：服五合，日三，浆送亦可，蜜和，服鸡子大一枚。

主治功用：日四，渐自不饥，然后服四镇，可以补虚劳耳。

出处：洞神部方法类《枕中记》。

## 饵丹砂法（一）

组成：丹砂一斤，醇苦酒三升。

制法：以丹砂一斤，熟捣不筛，醇苦酒三升，合和相得，于微火上煎之，令可丸。

服法：服如麻子，日再服。

主治功用：四十日，腹中百病尽除愈，三尸皆去。服之百日，肌肤坚强。

出处：洞神部众术类《上清九真中经内诀》。

## 饵丹砂法（二）

组成：丹砂一斤，末，下筛；纯漆二升；醇苦酒三升。

制法：凡三物合相得，微火上煎之，合可丸，丸如麻子。

服法：日三服和药。正月忌亥，二月忌寅，三月忌巳，四月忌申，五月、九月还从亥。可知当取王相日和，并服，亦当忌未日，又避自刑日，及忌四时。春忌戊辰、己巳，夏忌戊申、己酉，秋忌戊戌、己亥，冬忌戊寅、己卯，不可合服。又合药皆以天时明日吉。

出处：洞神部众术类《上清九真中经内诀》。

## 灵草菖蒲丸方

组成：菖蒲、糯米。

制法1：九月九日，采取菖蒲，炎日干之，杵为散，以糯米糊，合之成丸。

制法2：《太清经》说神仙灵草菖蒲采取法，以三月三日，四月四日，五月五日，六月六日，七月七日，八月八日，九月九日，十月十日，采之时，须是清静石上水中生者，仍须南流水者，北流水者不堪。

制法3：拣净地生处采之，当日收采，于当处去根上毛，令净，以物盛之，水中净洗，去浊汁，竖头薄切，以好日色曝干，杵罗，好日合之作糊，法用陈糯米，经宿浸淘，去泔汁，砂盆中细研，澄滓煮熟，以散搅和，熟溲，众人为丸如梧桐子大，曝干，合中贮之。

制法4：五日采之俱佳，刮去粗皮，薄切曝干，一如前法，杵罗，研粳米糊和药末，得所成团，然后入铁臼中，重捣三千下为丸。

服法：初服十丸，嚼一口饭，和丸一时咽下，后即酒下。便吃点心饭，尤佳。百无所忌。

主治功用：服经一月，能消食。两月，除冷疾。三月，百病痊。而至四年，精神有余。五年，骨髓充满。六年，颜色光泽，状如童子。七年，发白再黑。八年，齿落重生。九年，皮肤滑腻。十年，面如桃花。十一年，骨轻。十二年，永是真人，长生度世，颜如芙蓉，役使万灵，精邪不近，祸患永消。此药大仙服之上升，世人莫知。

出处：洞神部方法类《神仙服食灵草菖蒲丸方传》。

## 疗众疾法有以下十名：

### 消冰丸

主治功用：消除诸冷，荡却宿水。

出处：洞神部方法类《上清经真丹秘诀》。

### 内炙丸

主治功用：其药入腹如火，能烧其疾。

出处：洞神部方法类《上清经真丹秘诀》。

**沃雪丸**

主治功用：如日消冰，如汤沃雪。

出处：洞神部方法类《上清经真丹秘诀》。

**十泻丸**

主治功用：如人能服到，泻出恶物。

出处：洞神部方法类《上清经真丹秘诀》。

**通利丸**

主治功用：宣通五脏，治之六腑安和。

出处：洞神部方法类《上清经真丹秘诀》。

**众气丸**

主治功用：凡有气结之处，能消之。

出处：洞神部方法类《上清经真丹秘诀》。

**荡邪丸**

主治功用：能除荡邪神鬼气，无不除愈。

出处：洞神部方法类《上清经真丹秘诀》。

**通胃丸**

主治功用：能开通胃口，令人下食。

出处：洞神部方法类《上清经真丹秘诀》。

**扫疾丸**

主治功用：能扫荡百病，无不瘥者。

出处：洞神部方法类《上清经真丹秘诀》。

**万病丸**

主治功用：能治万病，入腹便瘥，无不效者。

出处：洞神部方法类《上清经真丹秘诀》。

## 薯药丸

主治功用：宜发汗、吐利、针灸。

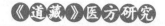

出处：洞神部方法类《混俗颐生录》。

## 茵陈丸

主治功用：小儿即与茵陈丸泻之。以小儿未经人事，即不畏泻。

出处：洞神部方法类《混俗颐生录》。

## 犀角丸

主治功用：小儿即与犀角丸泻之。以小儿未经人事，即不畏泻。

出处：洞神部方法类《混俗颐生录》。

## 三黄丸

主治功用：虚热。

服法：时服。

出处：洞神部方法类《混俗颐生录》。

## 老君去尸虫方

组成：贯众，五分杀伏虫；白雀芦，十二分杀尤虫；蜀漆，三分杀白虫；芫荑，五分杀肉虫；雷丸，五分杀赤虫；僵蚕，四分杀鬲虫；厚朴，五分杀肺虫；狼牙子，四分杀胃虫；石蚕，五分杀蛲虫。

制法：上件九味，细锉，熬令香熟，捣罗为末，蜜丸如梧桐子大。

服法：以轻粉浆服五丸，日三服。

主治功用：加至十丸，三十日见效。六十日百病愈，众虫尽，病瘥。

凡服此丹药，先须斋戒，至心饵之，无不效也。斯经诀，耳目验矣。

出处：洞神部方法类《太上除三尸九虫保生经》。

## 古仙秘方

组成：乌龙骨脊并脑，二十四两；好米醋浸骨，用火炙令焦赤，为末；硇砂，半两；大茴香，半两；酸枣仁半两，炒去壳；磁石，一两，火煅，醋淬七次；石燕，三只，制同；浮石，二两，制同；胡桃肉，半两，炒；石莲肉，一两；巴戟，一两，炒；鸡头菱肉，一两；远志，一两，去心；肉苁蓉，一两，酒浸；石菖蒲，一两。

制法：上为末，用黄雀二十一个，去嘴、翼毛、足、肚脏，入好酒煮烂，去骨作糊，为丸如桐子大，每服三十丸，空心麝香酒下。临期如水筒吸水，或如虫行，自下而上，其热如火，乃其效也。

主治功用：须服五七日，后自然报应。临时再服，大能关锁精房，补益元阳，闭之则真精自上泥丸，结成宝矣。

出处：洞神部方法类《紫团丹经》。

## 守仙五子丸方（一）

组成：余甘子、覆盆子、菟丝子、五味子、车前子。

出处：洞神部众术类《悬解录》。

## 九华草灵丹

组成：天之精天门冬是也，地之精地黄是也，日之精枸杞是也，月之精松黄是也，阴之精远志是也，阳之精人参是也，山之精巨胜是也，水之精藕节是也，人之精菊花是也。

制法：九药各等分，采择精静，杵烂，以百草和露包裹，用葛藤紧扎，以米五斗同蒸之，米熟出之，夜摊布于月明中，五更水露阴干，为末，蜜为丸。

服法：日服一枣大，日一，用水下。

主治功用：能度人出世，真仙之阶不出于法乎。出七日可以度世，心自通神明，不饥不渴，骨坚轻体，可以居山矣。

出处：太玄部《太玄宝典》卷下。

## 灵草换肌章

制法：东方甲乙日采防风，庚辛日曝干，丙丁日采艾，壬癸日曝干，西方庚辛日采菖蒲，甲乙日曝干，北方壬癸日采菊花，丙丁日曝干，四药用戊己日入白,杵之三千六百下为末,用藕节汁为丸,如豆大。

服法:日三服。

主治功用:七日外肌肉无病,百邪乃退,夙气不干,以凡成真,以老成童,非遇有道不可教服之。

出处:太玄部《太玄宝典》卷下。

## 草五行丹章

组成:人参、菖蒲、地黄、巨胜、黄精、松脂。

制法:以五丹添水同蒸三日三夜,取出曝干,为末,炼松脂为丸,桐子大。

服法:日七服,温水下七丸。

主治功用:七日成真气,梦想通灵,气血滋荣身体,筋骨精固,神定耳。

出处:太玄部《太玄宝典》卷下。

## 安和脏腑丸方(二)

组成:茯苓、桂心、甘草炙,以上各一两;人参、柏子仁、薯蓣、麦门冬去心,以上各二两;天门冬四两。

制法:上捣筛为散,白蜜和为丸,丸如梧桐子大。

服法:每服三十丸,日再服,以药饮下之,松叶、枸杞等诸药可为饮也。

主治功用:草木之药,性味于脏腑所宜,为安脏丸、理气膏。其先无病疹,脏腑平和者,可常服此丸、膏,并茯苓、巨胜等丹服之药;若脏有疾者,则以所宜者增损之服;如先有痼疾,及别得余患者,当别医攻疗,则非此之所愈也。

出处:太玄部《云笈七签》卷之五十七。

## 守仙五子丸方(二)

组成:余甘子、覆盆子、菟丝子、五味子、车前子。

制法:以上五子,各五大两,别捣如粉面,取二月、三月枸杞嫩茎叶,捣取汁二大升，拌药末，令干尽讫。后七八月，采莲子草，取汁一大升，亦拌药末令干。又取杏仁一大升，取好酒研取汁五大升，于银器中煎，令杏仁无苦味。然后下生地黄汁半大升，真酥五两，鹿角胶五大两，炙捣末，都入前汁中，略煎过。又下五子末，一时以柳篦急搅，看干湿得所，众手丸之如梧桐子。

服法：每日酒下三十丸，如要加减，以意斟之。忌猪肉、蒜芥、萝卜等。

主治功用：服之百日，先服金石药毒并尽，亦益金丹之气，通流于五脏，润泽血肉，万毒悉除，髭鬓如漆，返老成少。皆因制其阴阳气，两性彼此相备矣。

出处：太玄部《云笈七签》卷之六十四。

## 太极真人青精干石食飰饭上仙灵方

制法：初欲服者，要当先作和者三二剂，剂尽无复和，乃单行耳！先宜填胃关故也。有资力者，自可常和，而服之得效尤速，百害灾病不复犯也。单以米合，犹为小迟，要自愈于胡麻、术、桂之单行也，服之使人童颜聪明，延年无病，又不令人有忧思之心矣。禁食血肉生之物，若啖脯不害也。若无和而单行者，当三蒸三曝，极令干，且以清水渍二升或一升，再服之如食状，亦可水送餐。及以叶捣此饭为屑，以和白蜜，重捣万杵，丸如梧桐子大，日再服，服五十丸乃佳，有愈于干饭之益也。其日遇食亦食，无苦也；如不得食，平平耳。又常当漱玉池之华，以益六液。

和用空青七两精鲜者，先细捣，重绢罗之。夫空青者，虚曜而益真，填胃而明眼，强筋而补液，增精而童颜，上仙品石也。若施之以房室，则气秽而神亡，害杀立验，可不慎哉！又用丹砂一斤精彻者，先细捣，绢筛之。

又用茯苓二斤白好而不冰者，以水五升煮之三沸，焙干而细捣，重绢筛之。

茯苓者，通神而致灵，和魂而炼魄，明目而益肌，厚肠而开心，又与南烛二气相养，调荣理卫，亦可单以干饭和之尤良。禁食酸及猪犬肉，忌见血腥，犯之者药势不行，无益于身。单干饵饭合茯苓捣筛，蜜丸如前，服之良。

又用荆木杪软叶华阴干者五两，干叶益佳，细捣千下，重绢筛之。荆木叶华通神见鬼精，取刑之时，勿令鸡犬见也。

凡合此药者，皆宜静密，勿以药名字以语不同志者，所将使人不得不示之耳，慎之！凡四物捣筛都毕，又合纳臼中，重捣一万杵毕，乃以合溲青干饭中，善令调匝，盛以布或绢囊，著甑中蒸之，微火半日许，令釜中水多少如干饭，斗数数反侧，囊四面令通热匝，若釜中水竭而饭不匝者，更以意增水微火也。毕，出囊饭着高格，日中曝之，取令极燥，以药溲干饭讫，又以清酒合溲饭令浥浥耳，然后纳囊中。当得大甑纳囊饭毕，以盖密甑上，勿令气泄尘入。又曝饭，当善分解之，勿令相滞，令极干，历历可耳。亦可捣之为屑，丸以白蜜，梧桐子大，日服八十丸，日再服，使人长生延年。又和用白蜜二斗，清酒一斛。

上二物皆令精好，以蜜投酒中搅之，调和毕，以薄溲饵饭于大器中，皆令通匝浥浥尔。乃出，日中曝，令极干，干复纳如前。凡一斛二斗，令作十过溲饭，或七八过没之，取令浥浥调匝，亦务欲薄溲使调，而数于日中曝也。用酒溲饵饭，都毕。乃纳囊中，复蒸如前。毕，出，干令燥，于此亦可捣而丸服，如梧桐子大，日再服八十丸。又和用一斗酒、一斗清水若井华水淋沃之，极令清澈。以南烛叶一斤或二斤，渍之或煮之一沸，出，令汁正作绀青色，小令浓也。又纳白蜜五升或一斗，著青汁中，搅令匀，和毕，又以溲饵饭，如前溲，令调匝，日中干之，唯欲多溲干也，须尽清汁乃止。又辄复蒸毕，日中干之极燥，青精饵饭之道都毕矣。

若釜甑蒸之不相容者，亦可分蒸之也。合药当用月之上旬于寅卯日，别安釜灶也。若药历历者，但服五合，送以饮；若药相结谩不解者，乃捣蜜丸，计五物合为八十丸，平旦一服或再药成，封著密器中，数出干曝之，若作丸，亦当顿作之也，服毕，听得食腑。初服之始，不便绝谷也。当减谷，以二升半为限，一年后减为二升，三年后减为一升，四年后减为半升，减之以至都尽，至于五年，令人轻明大验。自此以后，亦能一日九食，亦能终岁不食，食面乃易为减。服餻饭，百害不能伤，疾病不能干。去诸思念，绝灭三尸，耳目聪明，行步轻腾。十年之后，青精之神，给以使之，令坐在立亡，能隐化遁变，招致风雨。一剂辄益算一千，长服不死。凶年无谷，或穷不能得米者，皆单服南烛，或和茯苓，或以蜜和南烛，或杂松柏叶，会用相参，非但须谷也，但当不得名之餻饭耳。皆宜参以吐纳咽液，以和荣卫，常当如此。餻饭须云牙之用，云牙不须餻饭而行事也。若和用古秤者，日服二合半耳。服不患多，唯患不可供，故二合半以自节限耳。初服药，不便断谷也。此上仙之名方，去食之妙道矣。

主治功用：断谷。

出处：太玄部《云笈七签》卷之七十四。

## 王君河车方

组成：紫河车一具，东流水洗断血一百遍，酒洗五十遍，阴干曝，和合其他药物；生干地黄八大两，补髓血；牛膝四大两，主腰膝；五味子三大两，主五脏；覆盆子四大两，主阴不足；巴戟天二大两，欲多世事加一，女去之；诃黎勒皮三大两，主胸中气；鼓子花二两，腻筋骨；苦㕮二大两，治诸毒药；泽泻三大两，补男女人虚；菊花三大两，去筋风；甘草、菖蒲三大两，益精神；干漆三两，去肌肉五脏风，熬令黄；柏子仁三两，添精；茯苓三两，安神；云英三两，缩肠；黄精二两，补脾胃；苁蓉三两，助茎力，女人去之；金钗石斛二两，添筋；远志二大两，益心力，不忘；杏仁四大两，炒令焦，去尖皮，去恶血气；巨胜四大两，延年，驻形神。

制法：上二十二味，共捣散，炼蜜丸如梧桐子大。

服法：日以酒下三十丸。

71

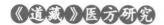
主治功用：服三剂，颜如处子。

出处：太玄部《云笈七签》卷之七十四。

## 夏姬杏金丹方

组成：杏子。

制法：杏子六斗，水研之，取一石八斗，入铁釜中煮之。先以羊脂揩铁釜，令三斤脂尽，即下杏子汁，以糠火煮之四十九日，乃取构子煎，丸如大豆。

服法：日服一丸，三两为一剂。

主治功用：夏姬服三剂为少女，后白日上升。此方出于《羡门子上经》，立盟勿泄，传者殃及七代，慎之慎之！

出处：太玄部《云笈七签》卷之七十四。

## 杏金丹方

组成：杏子。

制法：取杏子三斗，去其中两仁者，作汤才三四沸，纳杏子汤中，便须手摩令皮去，熟治之，置盆中折之，清其汁，度得七八斗，弃其滓。取一石釜置糠火上，以羊脂四斤摩釜中，令膏脂尽著，釜热，复摩之，令尽四斤脂。纳汁釜中，熬以糠火并蚕沙火，火四五日药成，其色如金状。

服法：如小儿哺，服如鸡子黄，日三服。

主治功用：百日父母不能识，令人颜色美好。

出处：太玄部《云笈七签》卷之七十四。

## 南岳真人赤松子枸杞煎丸

组成：枸杞根。

制法：枸杞根三十斤，取皮别著，九蒸九曝，捣粉。取根骨煎之，添水可二石，后并煎之，可如稀饧。即入前粉，和丸如梧桐子大。

主治功用：服之一剂，寿加百年。北方赤松子以传李八伯，立盟不泄，如妄传，天殃将罚。

出处：太玄部《云笈七签》卷之七十四。

## 太一饵瑰葩云屑神仙上方并引说

组成：茂实，巨胜，丹枣，茯苓，清美酒。

制法：三春茂实一斛，名曰茂者，茂于阳精也，故为药首。若三春不得合药者，藏茂实于密器中，封泥之，须用乃开之。到来春不佳者不复用，败者勿取，注虫，茂也。此物难藏，当素精盛，燥器盛之。若茂实变成水者，当绞去滓，以茂水和药也。黑巨胜屑三斗，先熬令香，乃捣为屑。茯苓十斤，细捣，下筛为屑。白蜜五升。干枣一斗，大者剥皮去核，蒸过，捣令相和。调清美酒五斗。

凡六物合搅令和，纳一釜中，微火煎，令凝如糖，以可丸者乃出。著密器中，更分捣三千杵，丸如鸡子中黄大。夫捣药为屑，皆令极细，轻绢筛，又纳釜中煎之，当数搅和之，以盖釜上。合药欲得别处，不欲得人多闻见。

服法：日服三丸。

主治功用：服此药者，六年白发还黑，面有童子之色，行步如飞，身生玉光，灾害不伤，驾云上升，位为真人。又说药逐年功效：服药一年，目明耳聪，强志而通神；二年，愈胜；三年，瘕癖皆灭；四年，体休气充；五年，行步如飞；六年，白发还黑，面有童婴之色。此药补胎益气，充精开明，上仙方也。道士有单服此药而升度者，不可胜数。此不比于常方，而宜用合饵之。

出处：太玄部《云笈七签》卷之七十四。

## 南岳真人郑披云传授五行七味丸方

组成：硫黄二两，日之精；白龙骨二两，月之精；安息香半两，火之精；柏子仁二两，木之精；菟丝子二两，土之精；五味子二两，金之精；肉苁蓉二两，水之精。

制法：上件七味药，其香用胡桃仁隔杵别捣，其余并捣，罗为末和合，以魁罡日，用枣肉为丸，如小豆粒大。

服法：每日空心无灰酒下三十丸，忌鸡、猪、鱼、蒜。欲修合服药之时，须用丙寅、丙午日，或蜜日所合和以火，命人面东合之，忌孝子师僧，妇人、鸡、犬，皆不得见。服药日，王相方净洁房内。经半年后，若近房色，常泄谷气，即精气永固不泄也。神效不可具。

主治功用：修合，依方服之，经三月以来，顿觉精神有异，五脏之内，调畅得安，气力之间，自然强壮。又服经半剂，其效不可名状，如年三十之人。服一剂，如十五童子。

出处：太玄部《云笈七签》卷七十七。

## 九真中经四镇丸

组成：太一禹余粮四两，定六腑，填五脏；真当归一两，以和禹余粮，止关节百病；薰陆香一两，以和当归，熏五脏内；人参一两，补六腑津液，助禹余粮之势；鸡舌香一两，除胃中客热，止痰闷。

制法：凡五种，以禹余粮为主，四物从之。先纳禹余粮，捣一百杵，次纳四物，合和为散。

丹砂四大两，摄魂魄，镇三神，理和气；甘草一两，以和丹砂，润肌肤，去白发；青木香一两，以助甘草，去三虫伏尸；干地黄一两，以和百髓，满脑血；詹糖香一两，补目瞳，熏下关。

凡五种，以丹砂为主，四物从之。先纳砂捣一百杵，次纳四物为散。

茯苓四大两，填七窍，补久虚，和灵关；白术一两，以和茯苓，润神气，明目瞳；干姜一两，以辅术势，除热痰，开三关，去寒热；防风一两，补湿痹，除秽滓，止饥渴；云母粉一两，泽形体，面生光，补骨血。

凡五种，以茯苓为主，四物从之。先纳茯苓捣一百杵，次纳四物成散。

麦门冬四两，去心填神，精养灵液，固百骨；干枣膏一两，以助麦门冬，凝血脉，去心秽；附子一两，炮，益脑中气，填脏内冷，去痰；胡麻一两，熬，和喉舌液，填下关，泄泽三神；龙骨一两，润六液，养穷肠，乌发止白。

凡四镇神丸，合二十种药，令精上者，其五物为一部，皆令成散。先取禹余粮部，捣三千杵，次入丹砂部，捣四千杵，次纳茯苓部，捣五千杵，次纳麦门冬部，捣六千杵，又纳白蜜四升，捣七千杵，又纳白蜡十二两，捣八千杵，更下炼蜜令可丸。若刚硬，更下蜜令柔，复捣三万杵，药成。丸如鸡子中黄许大。

服法：分为细丸而服之，以正月、九月、十一月上建日合之，满日起服之。百日中筹量服五丸，当先一日不食，后日平旦乃服，服毕，然后乃饮食如故。千日之后，二百日中服七丸；二千日之后，三百日中服二十丸；三千日之后，四百日中服三十丸，计为率。

主治功用：此药万年不败。若常服此药，一切不同服杂药饵之辈。服之一年，宿疾皆除；二年，易息；三年，易气；四年，易脉；五年，易体；六年，易筋；七年，易骨；八年，易齿；九年，易形；十年，役使鬼神，威御虎狼，毒物不敢近。

出处：太玄部《云笈七签》卷七十七。

## 萤火丸方

组成：雄黄、雌黄各二两，萤火、鬼箭、蒺藜各一两，铁槌柄烧令焦黑、煅炉中灰、羖羊角各一分，鸡子黄并丹雄鸡冠血。

制法：九物各如粉面，鸡子黄并丹雄鸡冠血丸如杏仁大，作三角绛囊盛五丸。

用法：带左臂上，从军者系腰中，居家悬户上。

主治功用：辟病，除百鬼、虎狼、蚖蛇、师子、蜂虿诸毒，及五兵白刃、贼盗凶害。辟盗贼诸毒。

出处：太玄部《云笈七签》卷七十七。

## 黄帝受黄轻四物仙方

组成：一曰鸿光，二曰千秋，三曰万岁，四曰慈墨实。鸿光者，云母也；千秋者，卷相也，生于名山之间；万岁者，泽泻也；慈墨者，芡实也，一云菟丝子。

制法：上件杵，罗为末，以白松脂和捣为丸，如梧桐子大。

服法：每日空心温酒下三十丸。

主治功用：服七年，效可寿千岁。久服之，与天帝相守。帝恭拜之。

出处：太玄部《云笈七签》卷七十七。

## 文始先生绝谷方

组成：雄黄、禹余粮、麦门冬、白矾、云母粉。

制法：雄黄半两细研，禹余粮一两，麦门冬一两半去心焙，白矾一两烧灰，云母粉一两，上件药捣，罗为末，炼蜜和，捣一千杵，丸如梧桐子大。

服法：欲服药，先作牛羊肉羹、稻米饭饱食，明旦服三十丸，以井华水下之。

主治功用：可一月不饥矣。

出处：太玄部《云笈七签》卷七十七。

## 开性闭情方（一）

组成：胤丹三十二分；萱草根二十四分，日干；女贞实二十四分，龙葵子二十四分切，日干；青木香二十四分，苦参十八分切，日干；白瓜子十分甘者，干蒲桃二十八分陇西者，菰首二十分八九月采，寄生实十八分诸木并得，杜若根十二分切，日干；莲子三十二分去皮心，干。

制法：上十二味，合治如法。净室中，清洁童子捣筛之。诸子有脂润者共处捣如膏，令细，乃和散更捣，令极细调。若春月合者，以樱桃实汁和丸，非此时者，以大麻子汁煎为稀面糊以丸之，如梧桐子大。

服法：一服二十丸，日二服，以酒若蜜汤姜饮等下之。忌五辛、血味、陈臭之物。

主治功用：绝诸淫思，频经试用，心若死灰。则于入道之贤，神安志定；摄生之士，髓实命延。

出处：太玄部《云笈七签》卷之七十八。

## 开性闭情方（二）

组成：胤丹十二分；薤白一握干之；槐子三合，渍之七日；萱草根八分，切炒；菰首三分，八月采；甘草六分，炙；韭子五合，炒令黄；薏苡仁六分。

制法：上八味，合治如法。于净室中，令童子捣筛，和以白蜜，丸如梧桐子大。

服法：以枣汤服二十五丸，日再服，渐加至六十丸，为恒，忌猪肉、蒜、鱼、面、血羹、五辛、陈臭物。

主治功用：绝诸淫思，频经试用，心若死灰。则于入道之贤，神安志定；摄生之士，髓实命延。

出处：太玄部《云笈七签》卷之七十八。

## 四主保神守中安魂定魄可以去俗长服神仙方

组成：以建王日为始，胤丹一百二十分，茯神八十一分，人参三十六分，赤箭（天麻）十分去心，麦门冬二十四分，牛膝三十二分。

制法：上六味，以枣膏若白蜜和丸，如梧桐子大。

服法：若酒服十二丸，日二服，加至二十四丸止。

主治功用：四时常服，满千日，则肠化为筋，色如童子，发白更黑，齿落再生，力敌十人。经三千日，行五百里，走及奔马，能役使鬼神。满七千日，形体骨髓皆易，更受新者，五岳朝拜，青腰玉女，皆来侍卫。满万日，白日升天，上谒太上玉宸君，拜为仙公，寿与天地相毕。忌大醋、陈臭物及遇死丧孝家。合药时，勿使小儿、妇人、鸡犬残疾不足人见之。

出处：太玄部《云笈七签》卷之七十八。

### 五主留年还白坚实骨髓神通延命长服方

组成：以六丁日为始，胤丹一百二十分，茯苓三十二分，薯目实八十一分，牛膝七十二分，桂心二十四分，天门冬三十二分。

制法：上六味，以枣膏若白蜜和丸，梧桐子大。

服法：若饮酒，酒服二十丸，日二服，加至二十四丸止，四时不绝。若宿有风病者，加防风三十二分；有气者，加橘皮二十八分；心腹满胀者，加枳壳二十四分炙；皮肤枯干者，加柏子仁三十二分；无心力，加远志二十四分去心；梦泄精者，加白龙骨二十四分；若精涩者，加桑寄生二十四分；有冷者，加干姜二十八分；有热者，加干地黄二十八分，生作之。

主治功用：服经一月，皮肤内风并尽；满百日，筋脉中风并尽；满一年，体中风并尽；满二年，髓中风并尽；服千日，五脏六腑中风并尽；满三千日，形体皆易，疮瘢总灭，白发并变，齿落更生，颜如十五六童子，日日聪慧，渐渐自污俗间，神鬼皆悉见之，能役使六丁玉女，身轻如风，日夜见物，力能负重，经涉山川，妖邪恶魅，不敢近之，诸山林神，皆来谒见。深宜秘之，忌如前法。

出处：太玄部《云笈七签》卷之七十八。

### 六主镇精神补髓肉坚如铁气力壮勇一人当百长服方

组成：以王日为始，胤丹一百二十分，干地黄八十一分，菟丝子七十二分蒸，茯苓二十四分炼黄用，徐长卿三十二分，巴戟天七十二分。

制法：上六味，蜜和，丸如梧桐子大。

服法：若饮酒，酒服二十四丸，日再服，日加二丸，至三十二丸为恒。

主治功用：服百日，雄气大至，语声嘹亮，行步如风。经得一年，万病消除，筋髓充实，力敌百人，惟房之间，夕能御百，亦不疲倦，面皮光悦，色如华英，通幽洞冥，监照一切，制伏鬼神，莫不从心，疫气流行，身终不染。服经十年，轻举云霄，纵赏三清，遨游五岳，往来圆峤，出入方诸，仙圣同居，永辞生死。有效不得语，大泄药功能，仙家大忌。故古人服药，要入名山大薮，良有以也。慎之！

出处：太玄部《云笈七签》卷之七十八。

### 七主开心益智

组成：胤粉一百二十分，菖蒲八十一分，远志三十二分，人参四十九分，龟甲二十四分炙，薯蓣二十四分，龙骨一十二分。

制法：上七味，蜜和，丸如梧桐子大。

服法：酒服二十四丸，日三服，别加二丸，满三十二丸，为恒。

主治功用：服得百日，心神开悟；二百日，耳目聪明；三百日，问一知十；满三年，夜视有光，日诵万言，一览无忘，长生久视，状若神明。忌羊血饧陈臭物。

出处：太玄部《云笈七签》卷之七十八。

### 八主无草药和丹服者单饵防万病方

组成：以甲子日为始，胤丹三百六十分。

制法：上件以枣膏倍之，和为丸，研令相入，丸和麻子大。

服法：一服七丸，酒服，或井华水皆任意服，旦朝日晚两时服之，渐加至二十丸为恒。

主治功用：服经百日，腰肾实；三百日，五脏皆实；满千日，骨髓坚强，夕御百女，终无所倦，若生男女，聪慧如神，颜色光华，若童子；满三千日，日行三百里，力举千斤，身重三百六十斤，树径尺者，拗拉折之。能万日，必证神仙。虽然，要不如和上品药三五种味，服之佳，其验速耳！

出处：太玄部《云笈七签》卷之七十八。

### 十主头面诸疾可以和形长服留颜还白方

组成：以立春日为始，胤丹三十六分，槐子十九分，夜千十二分，牛膝二十四分，防风十二分。

制法：上五味，蜜丸如梧桐子大。

服法：一服二十丸，日二服，别加二丸，以三十丸为恒。

主治功用：服得百日，缘身头面所有诸疾悉皆除愈。服得周年，白发总变，色如童子，身轻目明。能满千日，见诸鬼神，夜视有光。忌诸肉陈臭物。

出处：太玄部《云笈七签》卷之七十八。

## 十一　主心腹诸疾可以和形长服驻年还白方

组成：以立春日为始，胤丹三十六分，蚩廉十二分，人参十一分，白术十二分，茯苓二十分。

制法：上五味，蜜丸如梧桐子大。

服法：一服二十丸，日二服，别加二丸，至三十丸为恒。

主治功用：服得百日，缘身心腹所有诸疾悉皆除愈。服得周年，白发更黑，颜如十五女子，日可四五顿食，定心神。能满千日，役使山精。忌桃李、大醋、陈臭等物。

出处：太玄部《云笈七签》卷之七十八。

## 十二　主四肢诸疾可以和形长服反颜还白方

组成：以夏至日为始，胤丹三十二分，山茱萸十八分，牛膝十二分，石龙芮十二分，杜仲十二分。

制法：上五味，蜜丸如梧桐子大。

服法：一服二十丸，日二服，别加二丸，至三十丸为恒。

主治功用：服得百日，缘身四肢所有诸疾皆悉除愈。服得一年，腰脚轻利，阳道不衰，白发更黑，耳目聪明。能满千日，尸虫并死，四大舒缓，调和关节，去诸头寒，多生男女。忌恶鱼肉、陈臭物。

出处：太玄部《云笈七签》卷之七十八。

### 十三主胸诸疾可以和形长服更还白方

组成：以立秋日为始，胤丹三十六分，白芷六分，防风十二分，细辛六分，牛膝二十分，甘草十八分炙。

制法：上六味，蜜丸如梧桐子大。

服法：一服二十丸，日再服，别加二丸，至三十丸为常。

主治功用：服得百日，缘身胸背所有诸疾皆悉除愈。服得一年，耳目聪明，口气香洁，肉色肥泽，眼目头面轻利，风邪并除，九窍通爽，五脏安和，去诸烦满。忌生菜、陈臭、荝菜等物。

出处：太玄部《云笈七签》卷之七十八。

### 十四主人福薄少媚令人爱念好容色延年方

组成：以立春日为始，胤丹七十二分，麦门冬三十二分，万岁二十四分，牛膝二十四分，菨实二十四分，独摇草二十四分。

制法：上六味，蜜丸如梧桐子大。

服法：一服二十丸，日二服，服加二丸，至三十二丸为恒。

主治功用：服得百日，皮肤光悦。二百日，面如十五六童子。三百日，媚好具足，见者皆爱，神彩纵逸，不可名之，有所好求，莫不依允。忌五辛、鱼肉、陈臭、生菜等物。

出处：太玄部《云笈七签》卷之七十八。

### 十五主利关节四肢九窍通百脉令人能食轻身长生方

组成：以建日为始，胤丹八十四分，天门冬四十二分，苦参二十四分，白术二十四分，青木香十二分，菟丝子十二分，桂心二十四分，甘草十二分，茯苓二十四分，牛膝二十四分。

制法：上十味，蜜丸如梧桐子大。

服法：一服十五丸，日再服，服加二丸，至二十四丸止。欲得阴大而坚，加巴戟天二十四分，肉苁蓉二十四分。欲得小便滑利者，加泽泻二十一分。

多风者，加防风三十分。多头风，加芎劳二十四分，山茱萸二十四分，薯蓣二十分。若内伤绝者，加鹿角胶二十八分，炙续断二十分。热者，加干地黄二十四分。忌桃李、蒜菜、陈臭、鲤鱼、醋等物。

主治功用：利关节四肢九窍，通百脉，令人能食，轻身长生。

出处：太玄部《云笈七签》卷之七十八。

### 十六主安神强记方

组成：胤丹八十一分，防风三十四分，远志二十四分，天门冬二十一分，菖蒲二十四分寸九节者，人参二十四分，茯苓二十四分，通草十二分。

制法：上八味，蜜丸如梧桐子大。

服法：服二十丸，日再服，加二丸，至二十八丸止。

主治功用：服得三百日，旧日之事，皆总记之；六百日，平生习学者，悉记俨然；九百日，诵万言终身不忘，志气虚豁，声音柔和，所有热风，皆悉除愈，身神具，腑脏安；服九年，聪慧若神，颜色充美；终身不惙，及获神仙。忌羊肉饧、鲤鱼、大醋、陈臭、五辛等物。

出处：太玄部《云笈七签》卷之七十八。

### 十七主心虚恐怖惊忪不定方

组成：以平定日合之，胤丹八十一分，茯苓四十九分，卷柏三十一分，龙齿十二分研，人参十二分。

制法：上五味，蜜丸如梧桐子大。

服法：一服十二丸，日再服，日加二丸，至二十四丸止。

主治功用：服得百日，恐怖即定；服二百日，迅雷不惊，临危不惧，神安志定，延命无穷，肌肉充华，颜如童子；终身不绝，效验若神。忌大醋、猪肉、陈臭等物。

出处：太玄部《云笈七签》卷之七十八。

### 十八主辟邪鬼魅山精魍魉

组成：以五月五日腊日合之，胤丹四十九分，苏合香三十分，青木香二十四分，安息香二十四分，麝香十二分，生犀角二十四分，羚羊角十二分，白木香二十四分。

制法：上八味，以枣膏丸，如小豆大。

服法：一服七丸，日再服，不过七日，邪鬼病皆瘥。亦可七丸合为一丸，烧于香火上，熏病人隐处，若鼻孔中吸噎，日夕各一度熏香，即瘥。若山行野宿，烧之，则群妖敛迹，不能近。若欲召真神，烧之，则仙官并至，玉女卫形。

主治功用：若能久服，满百日，衣汗皆香。千日，所卧床枕，吐气言语，香气远闻，非说可尽。一云：迎风而立，香闻三十里，久久百邪不干，群妖速殄。万日道成，白日升仙，役使鬼神，拯济无极，长生久视，与天地齐备。忌五辛、生鱼肉、生菜、桃李及陈臭等物。

出处：太玄部《云笈七签》卷之七十八。

### 二十一主心风虚弱健忘心家诸病方

组成：以下戊己日合，胤丹三十二分，茯苓二十四分，远志十二分，人参十二分。

制法：上四味，蜜丸如梧桐子大。

服法：服十二丸，日再服，加二丸，至二十四丸止。

主治功用：一服尽更合，病瘥仍停。忌大醋、陈臭等物。

出处：太玄部《云笈七签》卷之七十八。

### 二十二主脾风虚不能食脾家诸病方

组成：以庚子日合，胤丹三十六分，白术二十四分，甘草十二分，豆蔻十三分去皮。

制法：上四味，蜜丸如梧桐子大。

服法：一服十五丸，日再服，加至二十丸为恒。忌桃李、蒜菜、生冷、难消之物。

主治功用：治疗脾风虚不能食，脾家诸病。

出处：太玄部《云笈七签》卷之七十八。

### 二十三主肺风虚兼嗽或气上肺家诸疾方

组成：以壬癸日合，胤丹三十六分，天门冬二十四分，五味子十四分，紫苏子五合。

制法：上四味，蜜丸如梧桐子大。

服法：一服十五丸，日再服，渐加至二十一丸为恒。忌鲤鱼、生臭、大醋、咸等物。

主治功用：主肺风虚，兼嗽或气上，肺家诸疾。

出处：太玄部《云笈七签》卷之七十八。

### 二十四主肾风虚腰痛肾家诸疾方

组成：以定日合之，胤丹三十六分，杜仲二十四分，牛膝二十四分，鹿角胶十八分炙。

制法：上四味，蜜丸如梧桐子大。

服法：一服二十丸，日再服，渐加至三十丸为恒。忌生菜、生鱼。

主治功用：主肾风虚，腰痛，肾家诸疾。

出处：太玄部《云笈七签》卷之七十八。

### 二十五主肝风虚目暗肝家诸病方

组成：以丙子日合之，胤丹三十六分，车前子二十四分，槐子十八分，决明子十八分。

制法：上四味，蜜丸。

服法：一服十丸，渐加至三十丸为恒。忌五辛、热毒物。

主治功用：主肝风虚，目暗，肝家诸病。

出处：太玄部《云笈七签》卷之七十八。

## 二十六主五劳七伤八风十二痹乏气少力，弱房方

组成：以四时常服，胤丹八十一分，肉苁蓉三十九分，白胶二十四分炙，防风二十四分，蛇床仁十二分，菟丝子十八分，薯蓣十二分，茯苓十二分，五味子十八分，杜仲十八分，桂心十二分，牛膝二十四分。

制法：上十二味蜜丸。

服法：一服二十五丸，日再服，渐加至三十丸为恒。忌大醋、生菜、陈臭等物。

主治功用：主五劳七伤，八风十二痹，乏气少力，弱房。

出处：太玄部《云笈七签》卷之七十八。

## 二十七主房帷间衰弱方

组成：胤丹八十一分，巴戟天皮二十四分，菟丝子二十四分，蛇床仁二十四分。

制法：上四味，雀卵和丸。

服法：一服二十丸，用鸡子和亦得，渐加至三十丸。忌如前法。

主治功用：主房帷间衰弱。

出处：太玄部《云笈七签》卷之七十八。

## 二十八主宿食不消心腹冷痛胀满虚鸣不能食方

组成：胤丹十八分，当归十二分，干姜二十分，白术十二分，姜黄十分炙，甘草十分，厚朴十分炙，吴茱萸十分。

制法：上八味蜜丸。

服法：一服二十丸，日再服，渐加至三十丸为恒。忌同前法。

主治功用：主宿食不消，心腹冷痛，胀满虚鸣，不能食。

出处：太玄部《云笈七签》卷之七十八。

### 二十九　主心腹积癥瘦腹大方

组成：胤丹十二分，鳖甲十分炙，蝉甲十分炙，牛膝十分，大黄十分，附子八分炮，防葵八分，桑耳十分金色者。

制法：上八味，蜜丸。

服法：一服十丸，日二服，久疾根者即瘥。忌如前法。

主治功用：主心腹积癥、瘦、腹大。

出处：太玄部《云笈七签》卷之七十八。

### 三十　主五尸九注骨蒸传尸复连灭门方

组成：胤丹二十四分，獭肝二具炙，安息香十分，苏合香十分，鬼督邮十一分，白术十分，青木香八分。

制法：上七味，丸散任意。

服法：每服七丸，日再服，散即服一钱匕。忌如前法。

主治功用：主五尸九注，骨蒸传尸，复连灭门。

出处：太玄部《云笈七签》卷之七十八。

### 三十一　主疥癞痫疽手足挛躄鼻柱断坏者方

组成：胤丹一百二十八分，天门冬八十分，蛇脯三十六分，茯苓三十六分，真木兰皮三十分，苦参八十一分，栀子仁十四分，白术二十八分，苍耳子二十分，干地黄二十四分，牛膝二十四分，枳壳二十分。

制法：上十二味蜜丸。

服法：一服三十六丸，日二服。

主治功用：服之百日以外，周年以来，所患无不愈者。如极重，不过千日。一瘥之后，色胜于未病前。忌法同前。

出处：太玄部《云笈七签》卷之七十八。

### 三十二　主消渴中昼夜饮水乃至一石不能食方

组成：胤丹四十分，苦参三十二分，知母二十八分，栝蒌三十二分，黄连三十八分，麦门冬二十四分去心。

制法：上六味，生地黄汁及竹沥和丸，如梧桐子大。

服法：众手为丸，曝干，以荆根汁服三十丸，日再服，加至四十丸。忌如前法。

主治功用：主消渴中昼夜饮水乃至一石，不能食。

出处：太玄部《云笈七签》卷之七十八。

## 三十六主目暗眼中三十六疾方

组成：以开日合之，胤丹八十一分，荠子四十九分，车前子七十二分，决明子三十二分，槐子二十二分。

制法：上五味捣末，以麦门冬汁煎溲为丸。

服法：每食后服二十丸，日再服。尽更合，能满千日，夜视有光，久久能跳赴深谷，身轻目明，心神清朗。忌五辛、酒肉、陈臭等物。

主治功用：主目暗，眼中三十六疾。

出处：太玄部《云笈七签》卷之七十八。

## 三十七主耳聋耳中三十六疾方以开日合之

组成：胤丹八十一分，磁石三十八分，菖蒲十八分，通草十八分，玄参十八分。

制法：上五味，以葱涕溲为丸。

服法：一服二十八丸，日再服。

主治功用：满千日，则闻百步中人语声事。周万日则神与物通，有所警诫皆闻语。忌如前法。

出处：太玄部《云笈七签》卷之七十八。

## 三十八主鼻塞鼻中三十六疾方以开日合之

组成：胤丹八十一分，通草三十二分，细辛二十八分，干姜三十八分炮，蒲黄十二分。

制法：上五味，以生地黄汁煎溲为丸。

服法：一服二十八丸，日再服。

主治功用：满千日，闻百步内香。周万日，人闻药物则知善恶。

出处：太玄部《云笈七签》卷之七十八。

## 三十九　主口舌青黑口内三十六疾方

组成：胤丹八十一分，黄连七十二分，升麻三十二分，檀恒二十八分，天门冬二十八分去心。

制法：上五味，以砂糖和丸。

服法：一服二十八丸，日再服。

主治功用：满千日，唇如朱丹，面色赤白，肌肉润悦，滑腻异常，与人谈论，见者欢喜，功能不可具言。忌如前法。

出处：太玄部《云笈七签》卷之七十八。

## 四十　主身体粗皮肤甲错多诸瘢疥身中三十六疾方

组成：胤丹八十一分，千秋七十二分，干地黄七十二分，人参三十分，麦门冬七十二分去心。

制法：上五味，以酥蜜和为丸。

服法：一服三十二丸，日再服。

主治功用：满千日，则体生光白，行步纵阔，举止生情，多有逸能。周万日，则颜如十五女子，无问人鬼，见者欣爱。所为善事，莫不从心。

出处：太玄部《云笈七签》卷之七十八。

## 四十一　主心虚悸战栗多汗心中三十六疾方以定日合之

组成：胤丹八十二分，人参七十二分，茯苓三十二分，高良姜八十分，赤石脂二十八分。

制法：上五味，以麦门冬汁煎和为丸。

服法：一服三十二丸，日再服。

主治功用：满百日，所患皆愈。周千日，则问一知十，闻雷声亦不惊悚，神安志定。万日备通，触目之事，见则自悟。若多以菖蒲代高良姜，可以常服。

出处：太玄部《云笈七签》卷之七十八。

## 四十二主阴癫疝气等方

组成：胤丹四十分；蒺藜子十二分；桃仁四十分；狸阴一具去毛，炙；海藻二十四分；马毛者，沉之。

制法：上五味，蜜丸如梧桐子大。

服法：酒服二十丸，日再服，讫，任意。忌殦秽，百日外无忌。

主治功用：主阴癫疝气等。

出处：太玄部《云笈七签》卷之七十八。

## 四十三主少小脱肛或因虚冷者主之方

组成：胤丹三十分，卷柏十二分，肉苁蓉十分，菟丝子十分。

制法：上四味，蜜丸如梧桐子大。

服法：酒服二十丸，再服，无忌。又兼胤丹传肛上，三五度瘥。

主治功用：主少小脱肛，或因虚冷者主之。

出处：太玄部《云笈七签》卷之七十八。

## 四十四主虚劳五痔方

组成：胤丹三十分，菟丝子十二分，覆盆子十二分，五味子十二分，牛膝二十分，干地黄二十分，当归十二分，桂心十二分。

制法：八味蜜丸。

服法：满百日即瘥。服既，更合之。忌行房、生菜、陈臭物。

主治功用：主虚劳五痔。

出处：太玄部《云笈七签》卷之七十八。

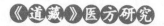

### 四十五蠲疴禁忌论（一）

组成：胤丹二十八分，人参十分，石斛六分，菟丝子六分，枸杞子六分，牛膝六分，茯苓六分，桂心四分，远志六分，薯蓣六分，肉苁蓉六分，蛇床子四分。

服法：上十二味，依常法服。

出处：太玄部《云笈七签》卷之七十八。

### 四十五蠲疴禁忌论（二）

组成：胤丹四分，人参二两，茯苓二两，远志二两，薯蓣二两，五味子二两，杜仲二两，甘草二两，菟丝子二两，牛膝二两，续断二两，当归二两，枣膏八两，麦门冬二两去心，巴戟天二两，肉苁蓉三两。

服法：上十六味，准上，日再服，服二十丸，渐加三十丸为恒。

出处：太玄部《云笈七签》卷之七十八。

### 下三尸方

组成：贯众五分主伏虫，白藜芦十二分主长虫，欲得雄者，蜀漆三分主白虫，芜荑五分主肉虫，石蚕五分主蛲虫，厚朴三分主肺虫，狼牙子四分主胃虫，雷丸六分主赤虫，僵蚕四分主膈虫。

制法：上九味物，熬令黄，合捣筛之，炼蜜丸如梧桐子大。

服法：以粉浆服五丸，日三服之。渐加至十丸。十二日癥聚下，六十日百病愈。服之，先从小起，若女人，如斋戒恭谨者，亦可服之。

主治功用：下三尸虫。

出处：太玄部《云笈七签》卷之八十二。

### 仙人下三虫伏尸方

组成：茯苓、商陆根、清酒、麦曲。

制法：茯苓十斤，商陆根削去上皮，但取下白者五斤，清酒、麦曲各五斤，并炊酿之，酒置盆中封之，二十日药成。挤之，但淳。大豆熬之作末如饴状，合丸如大弹丸。

服法：日服三丸，十日以去，稍益如鸡子黄。

主治功用：下三虫伏尸。

出处：太玄部《云笈七签》卷之八十二。

## 神仙去三尸法

组成：茯苓、松脂、白蜜。

制法：当取茯苓、松脂各十二斤，以水渍松脂七日，朝阳去水，以醇酒二斗与茯苓合渍之，日曝令干，月食一斤。欲不食用，练松脂去苦臭，以火温之，纳茯苓中治合。

服法：和以白蜜，三物合服之，月各一斤。

主治功用：百日身轻，二百日寒热去，三百日风头眩目去，四百日五劳七伤去，五百日腹中寒癥饮症气去，六百日颜色住，七百日面皯除，八百日黑发生，九百日灸瘢灭，千日两目明，二千日颜色易，三千日行无迹，四千日诸痕灭，五千日夜视有光，六千日肌肉易，七千日皮脉藏，八千日精神强，九千日童子薄，万日形自康，二万日神明通，三万日白日彰，四万日太一迎，五万日坐在立亡。日三食，慎勿忘。但过万日，仍自纵横，变名易姓，升天游岳，皆可耳。

出处：太玄部《云笈七签》卷之八十二。

## 神仙去三虫杀伏尸方凡二方（一）

组成：章陆根。

释疑：章陆根，味酸，有毒，主胸中邪气，涂臃肿，杀精物，练五脏，散水气，根如人形者神。生故墟田间，三月八月采。章陆一名夜呼，一名荡根，一名当陆，一名苋陆，一名长根，一名商陆草，一名神陆，一名白华，一名逐邪，一名天草，一名逐阴之精，此神草也。去三虫，杀伏尸，去面皯黑，益智不忘，男女五劳七伤、妇人乳产余病、带下结赤白皆愈。

制法：上用曲十斤，米三斗，加天门冬成末，一斗酿酒渍章陆六日。

服法：便斋服五日，食减，二十日谷绝肠肥，容气充茂，诸虫皆去，耳目聪明，瘢痕皆灭。以月宿与鬼日加丁时，取商陆服如枣，日三。

主治功用：道士常种此药草于静室之园，使人道神，令人不老长生，去三虫，治百病，毒不能伤矣。

出处：太玄部《云笈七签》卷之八十二。

### 神仙去三虫杀伏尸方凡二方（二）

组成：当陆（商陆）根。

制法：取当陆根四十斤，削去粗皮细切之。以水八斗于东向灶煎之，令减半。去滓更煎之，令可丸。服如梧桐子大。丸蜜作之，勿令人见。

出处：太玄部《云笈七签》卷之八十二。

### 神仙去三虫杀伏尸方凡二方（三）

组成：章陆根。

制法：章陆根三十斤，正月、二月、九月、十月、十一月、十二月采取，过此不中用。取章陆根净洗粗切，长二寸许。勿令中风也，绢囊尽盛，悬屋北六十日，阴燥为末。

服法：以方寸匕水服，日一先食。

主治功用：服十日见鬼，六十日使鬼，取金银宝物，作屋舍，随意所欲，八十日见千里，百日身飞行，登风履云，肠化为筋，久服成仙矣。

出处：太玄部《云笈七签》卷之八十二。

### 洞生太帝君镇生五脏诀

组成：薤白、黑巨胜腴、白蜜、白石英。

制法：择取薤白精肥者十斤，黑巨胜腴一斛五斗，白蜜凝雪者五斗，高玄岩绝泉石孔之精水三十六斛，白石英精白无有厉瑢者五枚，光好，于磨石上砺护，使正圆，如雀卵之小，小者好莹，治令如珠状，勿令有砺石之余迹，先清斋一百六十日，令斋日讫于九月九日。先筑土起基高二尺，作灶屋，屋成，作好灶，以灶口向西，屋亦用西户，当得新大铁釜安灶上，是九月九日申酉时，向灶口跪，东向，纳五石子于釜中。于是乃先投一枚于釜中。

又云腴之味，香甘异美，强骨补精，镇生五脏，守元凝液，长魂魄，真上药也。以好器盛之，密盖其上。

服法：即日服二合为始，日以为常。若腴蜜煎强者，亦可先出，服石后，加腴更和腴煎取，令凝如割肪也。人亦有丸服之者，日三十丸，大都丸不如腴服佳也。趂后，任人所便，则安于体，体便则无不佳。常能服此腴者，石乃住。若先腴尽，当更合如前。用白石英五两镇釜底，二两辄一投，祝说如法，但不复砺石圆，而重服之耳。药成，出此石，沉东流水中，不常熇竭之渊。若不欲更合此腴者，亦无损于前五石。

此腴名玄水玉液，一名飞龙云腴，一名炼五石之华膏。服之十五年，内外洞彻，长生天地，役使鬼神。三年之后，眼可夜视。

主治功用：此方愈于炼八石之饵，全胜于玄水云母之玉浆。既服此五石，五石入喉径，宝镇五脏。一脏中辄有一石，以守脏孔，脏孔之上，皆生五色华也。

出处：太玄部《云笈七签》卷之八十六。

## 服茯苓法

组成：茯苓、白蜜。

制法：茯苓五斤，盛治去外皮，乃捣下细筛，以渍白蜜三斗中，盛之以铜器，若耐热，曰瓦器，以此器著大釜中，著水裁半于所盛药器腹，微火烧釜，令水沸煮药器，数反侧药，令相和合，良久蜜消竭，煎出著铁臼中，捣三万杵，令可丸。

服法：但服三十丸，如梧桐子大。

主治功用：百日百病除，二百日可夜书，二年使鬼神，四年玉女侍卫，十年夜视有光，能隐能彰，长生久视。服此一年，百害不能伤，疾病不复干，色反婴儿，肌肤充悦，白发再黑，眼有流光。

禁忌：合药斋三日，煮之于密盛处，勿令妇人鸡犬见，及秽漫之也。五斤茯苓、三斗白蜜为一剂。当作木盖，盖之煮药器上，勿露也。煮之时，反侧药，熟乃开之耳。火以好薪炭，不可用不成樵辈以煮之也。当用意伺候料视，恒以为意，欲并合多少在意。药成，预作丸，盛之以密器，可经于千岁不败。

出处：太玄部《云笈七签》卷之一百零五。

## 服胡麻法

组成：胡麻、白蜜。

制法：胡麻三斗肥者，黄黑无拘，在可择之，使精洁，于微火上熬，令香气极，令燥，细捣以为散，令没没尔，勿下筛。白蜜三斗，以胡麻散渍会蜜中，搅令相和，使调匜，安器著釜水中乃煮，如前煮《茯苓法》也。伺候令煎竭可捣，乃出捣之三万杵，如桐子大。

服法：日一服三十丸。

主治功用：尽一剂，肠化为筋，不知寒热，面反童颜，役使众灵。蒋先生惟服此二方，先生已凌烟化升，呼吸立至，出入无间，舆乘群龙，上朝帝真，位为仙宗者也。当簸择胡麻令精。

出处：太玄部《云笈七签》卷之一百零五。

## 杀虫之方

组成：附子五两，麻子七升，地黄六两，术七两，茱萸根大者七寸，桂四两，云芝英五两。

制法：凡七种，先取菖蒲根，煮浓作酒，使清淳重美，一斗半，以七种药咬咀，纳器中渍之，亦可不用咬咀。三宿乃出，曝之令燥。又取前酒汁渍之，三宿又出曝之，须酒尽，乃止曝令燥。纳铁臼中捣之，下细筛令成粉。取白蜜和之，令可丸。

服法：以平旦东向，初服二丸如小豆，渐益一丸，乃可至十余丸也。治腹内弦实上气，心胸结塞，益肌肤，令体轻有光华。尽一剂则虫死，虫死则三尸枯，三尸枯则自然落矣。亦可数作，不限一剂也。然后合四镇丸，加曾青、黄精各一两以断谷。毕，若导引服气，不得其理，可先服食众草药，巨胜、茯苓、术、桂、天门冬、黄连、地黄、大黄、桃糖及皮任择焉。

主治功用：虽服此药以得其力，不得九转神丹金液之道，不能飞仙矣。为可延年益寿，亦辟其死也。

出处：太玄部《云笈七签》卷之一百零六。

### 木神养神章

组成：茯苓。

制法：茯苓末之，烂研青松叶，水和煮之，惟茯苓碧绿色透为度，曝干以末，蜜和丸。

服法：日三服，如橡子大，清旦水下。

主治功用：通神，不老不饥，辟谷去五味。服之三百日，体生青毛，无寒暑。更加梨子无暑，加浮萍无寒矣。

出处：太玄部《太玄宝典》卷下。

### 老翁木马章

组成：乳香、没药、阳起石。

制法：等分为丹。

服法：酒下七丸。

主治功用：服毕，如人行十里许，以木通、楮子、椒汤浴之，为之七日，外步及奔马，登涉皆不觉疲，故得安适如登木马，故有此名也。

出处：太玄部《太玄宝典》卷下。

### 草神生神章

组成：黄精。

制法：黄精九两，九蒸九曝，研为膏，以青黛一两和之，铜器重汤煎之，色如碧玉，为丸，樱桃大。

服法：每服一丸，面东水下。

主治功用：七日神全，七七日真神生。真神生者，闭目已如坐间室也。

出处：太玄部《太玄宝典》卷下。

### 草气生气章

组成：地黄。

制法：地黄收之得多则蒸之极烂，研出滓，取膏汁杂以海盐十分之一。

服法：勿与妇人服，血妄行也而成疾。男子生虚弱，服之七丸，如麻子大，清水下。

主治功用：七日气盛如婴童，大有益耳。

出处：太玄部《太玄宝典》卷下。

### 草通九窍章

人有九窍，相通则为真人，窒塞则为下鬼。九窍不通，无以知好恶是非邪正。故真人之道，先度人通九窍，其药乃神妙神功之草也。

组成：菖蒲。

制法：药用菖蒲一寸九节者，末之，和以楮汁为丸。

服法：每服酒下七丸绿豆许。

主治功用：百日外立知有应，夜不寐不知倦，色流香味皆易辨之，人所不达已先达焉。

出处：太玄部《太玄宝典》卷下。

### 保灵松烟流青紫丸

主治功用：《三元真一经》云：苏林服保灵松烟流青紫丸，令人长生，出阴入阳，颜色曰与玉同光。

出处：太平部《三洞珠囊》。

## 甘草丸

主治功用：《登真第七》又云：甘草丸，服少欲食，协谷而仙。次服饵饭，兼谷勿违，益体除疾，肌肤充肥，然后登山咏洞讲微。上此二条，以不断谷为善也。

出处：太平部《三洞珠囊》。

## 苣藤威喜蜀椒干姜菖蒲方①

组成：苣藤五分，威喜三分，蜀椒二分，干姜一分，菖蒲一分。

制法：凡五物，皆取真新好者，清洁治之，以王相日童男捣，勿易也。各异治，下细细筛。五物各万杵，五物各异置赤杯中，凡五杯，罗列赤案上，露一宿，明日平旦乃以神斗分，合和如法。和以白蜜若白饴，复更捣三万杵，丸如梧子。

用法服法：平旦向日长跪，吞三丸讫，言：长得所愿。暮日入，复跪西向，复吞三丸如旦法，以为常。禁食生鱼、猪肉、荤菜，禁见丧尸、猪、犬、产污，慎之！甲子建，癸亥数终，日辰为期，慎勿废忘。六十一节，天地之常，服之如法。甲癸为期，甲子建日服至癸日为一节。若甲子无建者，满定开亦佳。服药皆先斋三日，烧香存神，然后即事也。

主治功用：满六十日，身轻能行；复六十日，四肢通利；复六十日，颜色有光；复六十日，平调腹肠，五脏皆实，凶邪不伤；复六十日，身体坚强；复六十日，耳目聪明。此是一岁验也。复六十日，骨髓强梁；复六十日，手爪有光；复六十日，影响显彰；复六十日，精气益长；复六十日，白发还藏；复六十日，牙齿坚刚。此是二岁之验也。复六十日，道德达通；复六十日，

---

① 根据药方组成命名，后文皆用此名。

六甲神从；复六十日，神达身中；复六十日，志信神行；复六十日，心开目明；复六十日，远知四方。此是三岁验也。复六十日，占视有光；复六十日，五神不亡；复六十日，不知饥渴；复六十日，百神来谒；复六十日，五脏不竭；复六十日，能寒能热。此是四岁验也。复六十日，能浮能沉；复六十日，能浅能深；复六十日，能圆能方；复六十日，能弱能强；复六十日，能纵能横；复六十日，能短能长。此为五岁验也。复六十日，能好能丑；复六十日，能大能小；复六十日，能轻能重；复六十日，出入无间；复六十日，行厨在边，位为仙人。此是六岁验也。长服不休，与天相倾，变形千化，上升太清。

出处：太平部《无上秘要》。

## 太一四填丸方

组成：太一禹余粮四两，真当归一两，薰陆香一两，人参一两，鸡舌香一两，丹砂四两，甘草一两，青木香一两，干地黄一两，降真香一两，茯苓四两，术一两，干姜一两，防风一两，云母粉一两，麦门冬四两，干枣膏一两，附子一两，胡麻一两，龙骨一两，蜜大于四升，白蜡十二两。

制法：

太一禹余粮四两，定六腑，填五脏。

真当归一两，以和禹余粮，止节百病。

薰陆香一两，以和当归，薰五脏内。

人参一两，补六腑津液，助余粮之势。

鸡舌香一两，除胃中客热，止痰闷。

以上五种，以余粮为主，四物从之，先纳主，捣百杵，乃次纳四物为散。

丹砂四两，摄魂魄，填三神，理和气。

甘草一两，以和丹砂，益肌肤，去白发。

青木香 两，以助甘草，去三虫伏尸。

干地黄一两，和百髓，满脑血。

降真香一两，益目瞳，薰下关。

以上五种，以丹砂为主，四物从之，先纳主，捣百杵，乃次纳，皆令成散。

茯苓四两，填七窍，补九虚，和灵关。

术一两，以和茯苓，益神气，明目瞳。

干姜一两，以补术势，除痰热，开三关，去寒冷。

防风一两，补湿痹，除秽津，止饥渴。

云母粉一两，泽形体，面生光，补骨血。

以上五种，以茯苓为主，四物从之，先纳主，捣百杵，乃次纳皆成散。

麦门冬四两，去心。填神精，养灵液，固骨。

干枣膏一两，以助门冬，凝血脉，去心秽。

附子一两，熬之。益脑中气，填脏内冷，去痰。

胡麻一两，熬之。和喉口液，填下关泄，泽三神。

龙骨一两，益六液，养穷肠，乌发止白。

以上五种，以麦门冬为主，四物从之，先纳主，捣百杵，乃次纳之，皆成散。

凡四填神丸合二十种药，令精，上其五物为一部，皆各合成散。先纳禹余粮部，捣三千杵，次纳丹砂部，捣四千杵，次纳茯苓部，捣五千杵，次纳麦门冬部，捣六千杵，又纳白蜜四升，又捣七千杵，又纳白蜡十二两，又捣八千杵，又更下蜜，令可丸，若刚者当下蜜，柔者不须。又更下蜜，但多下蜜亦更捣三万杵，药成丸如鸡子中黄，亦可计黄以为细丸而服之也。以正月、九月上建日合之，满日起服之百日。

用法服法：以正月、九月上建日合之，满日起服之百日。中筹量服五丸，当先一日不食，后日平旦乃服。毕，乃饮食如故。千日之后，二百日中服七九。二千日之后，三百日中服二十九。三千日之后，四百日中服三十九，计此为度。

主治功用：

填神守中，与天地相毕。此药万年不败，若常服此药，一切不复服余杂食饵之辈也。

太一神仙生五脏，填六胃，养九窍，和九关，炼三魂，曜二童，保一身，长生万岁，四填丸方。

令人不修还视万里之外，白发还黑，齿落更生，面目悦泽，皮理生光。服之一年，宿疾皆除，二年易乌，三年易气，四年易脉，五年易髓，六年易筋，七年易骨，八年易齿，九年易形体，十年役使鬼神，威御虎狼。

禁忌：合药先禁戒七日，永不复令房室，无令鸡、犬、小儿、妇人见之。合药时，当烧香，设一神席于东面，为太一帝君、太一君、太一上元君之坐也。心常存呼祝之，服药时亦当心存之，以向月王。此所谓四大，以填四神，以治百病也。上出《洞真九真中经》。

出处：太平部《无上秘要》。

### 太极藏景录形灵丸

主治功用：《宝剑上经》云：太极曲晨八景飞精，名之曰太极藏景录形灵丸，服之能浮景云霄，飞行太虚。

出处：太平部《三洞珠囊》。

### 太一四镇丸

主治功用：《登真第七》又云：太一四镇丸者，神生五脏，镇六骨，养七窍，和九关，炼三魂，明二童，保一身，长生万岁也。又云：服食断谷，休粮山林。断粒以清肠，清斋休粮，服饐饭五年，谷断。咽云芽以断谷，欲断谷先服初神丸，太一四镇丸，亦以断谷。子不断谷，大洞未可得闻，断谷世自有方。此九条以断谷为善也。

出处：太平部《三洞珠囊》。

## 甘草丸方

组成：第一者，甘草六两；第二者，丹砂三两，好者；第三者，大黄五两；第四者，干地黄七两；第五者，白术十两；第六者，五味五两；第七者，人参五两；第八者，茯苓四两；第九者，当归三两；第十者，天门冬四两；第十一者，木防己二两；第十二者，猪苓三两；第十三者，细辛二两；第十四者，决明子二两。

制法：上十四物，并令得精新上药，不用陈久者。先各细捣，不筛乃秤散，取两数足，乃入白，以次纳甘草，捣一千杵，次纳丹砂，又捣一千杵，自从次第一种以次纳白，辄捣一千杵。凡十四种药，合药一万六千杵，都合三万杵。药成以蜜丸。

服法：食后服，如梧桐子大十丸。宁从少起，亦可服三十丸。

主治功用：此药内灭病，无毒，无所禁忌。食一年乃大得其益，无责旦夕之急效也。俗中女服之，令人多子，无伤病也。久服神仙不死矣。合药当在别室洁处，不得令杂人多目见之，亦当沐浴斋戒三四，可捣治之。百患千病治之皆愈，不能一一纪所善之名也。其服食吐纳事，诸经大有，此不更录也。

出处：太平部《三洞珠囊》。

## 去三尸九虫方

夫尸者有九虫：一伏虫，长四分；二蛔虫，长一尺；三白虫，长一寸；四肉虫，状如烂杏；五肺虫，状如蚕；六胃虫，状如虾蟆；七膈虫，状如瓜瓣；八赤虫，状如生肉；九蜣虫，状如菜虫。唯有伏虫是诸虫之主，蛔虫贯心则杀人，白虫相生，子孙转大至长四五尺，亦能杀人，肉虫令人烦闷，肺虫令人咳嗽，胃虫呕逆，膈虫令人好唾，赤虫令人腹鸣，蜣虫居人胴肠，多则令人患癫痔，亦为疮疥风等。人身中皆有九种，不必尽多，别有治方：

组成：管众（贯众）五分，主蛲虫；白蘼芦十二分，主蛔虫；蜀漆三分，主白虫；芜荑五分，主肉虫；石蚕五分，主伏虫；厚朴三分，主脉虫；狼牙四分，主胃虫；僵蚕四分，主肠虫；雷丸子六分，主赤虫，一名鸦独（鹘独），二名土笋子，藤如葛而细叶。

制法：上件九味，皆以文武火焙令黄，细细捣罗，炼蜜丸如桐子大。

服法：每日粉浆水内服五丸，一日三服，加至十丸。

主治功用：十二日微取滞浊，六十日百病愈。服者量力，且令少即妙。妇人若服，即须斋戒，即得服之。

出处：正一部《长生胎元神用经》。

## 又药法（一）

组成：真苏合香圆四两，通明雄黄二两，黑锡炒灰末半两。

制法：上法，以辰日，取东引桃枝二尺四寸，柳枝一尺二寸，东引石榴根六寸，捶碎，用水熬二盏至一盏，复熬半盏，瓦器中煎之。乳钵中，将前三药旋入药汁中，捣千余杵，分作三十圆，朱砂末二钱，麝香少许为衣。

服法：日用干姜汤嚼下，干嚼亦好。却服助药。次以黑锡作细末，每服五钱重。五更初，炙猪肉蘸吃助之。

加减运用：嗽甚者，合香二两。

出处：正一部《圣济总录》。

## 绝谷真丹煎方

组成：白蜜三两，白蜡半斤，真丹三两。

制法：凡三物。洋蜡于火上，乃纳真丹及蜜。火煎，当九上九下，药成丸如梧子。

服法：服一丸日三。

主治功用：轻身益气，终岁不饥。

禁忌：作之，勿令女人见，独于密处，合作之好耳。

出处：正一部《三洞道士居山修炼科》。

## 神仙服食丹砂长生方

组成：丹砂三斤。

制法：细捣，下重绢筛之，盛铜瓮中，以淳大醋九升洒之，令如泥状，置高热处使干。复洒之，如前法。一斤丹砂，尽三升大醋乃药成，常曝之三十日。当紫色搅之，不汗手引之，如饴乃可矣。丸如麻子。

服法：以井华水，日服三丸，常早晨服之。若欲服药，先斋戒三十日，沐浴五香汤乃可。

主治功用：服之一日，三虫尽出；服之六日，身中一切诸病，尽皆除愈；服之六十日，则有所见；服之一年，发白更黑，齿落更生；服之二年，色如十五时，神人自至。日加一丸，至九丸止。服之三年以上，当有神人来见，服紫芝兰衣，持案来上，有紫芝兰而食之，勿恐怖，安心定意，自然万物来至，役使百鬼神皆得见。其一神名为上，其二神名为寿，其三神名为恒。此神皆能致万物，呼百鬼名字，皆可致也。能入水、火、木、金、石、土，略而言之，及一切所入，悉皆无碍，变化自然，彻见万里之外，道力兴盛，无为自然，内视五脏，为真人诸神皆识之，出入幽冥，道所成矣，寿命万八千岁，常能服，寿命无穷。

禁忌：服但少饮水，欲作药，当斋戒洁净，在夏至前合药，勿夏至后服药。法禁食血饮酒，诸肉生菜，此非贤不传，殃及子孙。神仙秘方，甚良矣。

出处：正一部《三洞道士居山修炼科》。

## 治虫诸方（一）

组成：柏子四枚，豉四枚，桃核仁四枚，巴豆四枚。

制法：凡四物，皆熬之，令黄捣下筛，以蜜和丸如麻子。

服法：小儿服二丸，中人服如小豆二丸，大人服如大豆三丸，

主治功用：下虫千万枚。

出处：正一部《三洞道士居山修炼科》。

## 淮南秘方

组成：用雄黄末之，混沌白和之。

服法：服如大豆三丸。

主治功用：目见千里。

出处：正一部《三洞道士居山修炼科》。

## 太一饵瑰葩云屑神仙上方

组成：茂实者一斛，黑巨胜屑三斗，茯苓重秤十斤，白蜜五升，干枣一斛，清酒美者五斗。

制法：三春茂实者一斛。名曰茂者，茂于阳精也，故为药首。若三春不得合药者，藏茂实于密器中，封泥之，须用乃开之。到来春不复用先者，勿取蛀虫茂也。此物难藏，当索清净燥器盛之。若茂实变成水者，当绞去滓，以茂水和药也。黑巨胜屑三斗，先熬，乃捣为屑。茯苓重秤十斤，细捣，下筛为屑。白蜜五升，干枣一斛，大者剥去皮核，蒸瓤，捣令相和。调清酒美者五斗。凡六物，合搅，令合一，纳釜中，微火煎，令凝如糖状，似可圆者，乃出著密器中，更分捣三千杵，圆如鸡子中黄。

服法：日服三圆。

禁忌：夫捣药为屑，皆令极细，细绢筛，又纳釜中煎之，当数搅和之，以盖盖釜上。合药欲得别处，不欲得多人闻见。

主治功用：得服此药者，一年目明耳聪，强志通神，二年愈胜，三年瘕瘕皆灭，四年体休气充，五年行步如飞，六年白发还黑，面有童婴之色，身生玉光，灾害不伤，乘云上升，位为真人。此药补胎益气，充精开明。上圆方，道士有单服此药升度者，不可胜数。不比于常方，而宜用合饵之。

出处：正一部《上清太上帝君九真中经》。

## 老子枕中符及药方第六

组成：胡桃，天雄，桃胶，雄黄，巴豆，蜀椒，真珠，犬胆，虎掌，虎牙，女青，白石英，茵陈蒿。

制法：上十三物，各一两半，合符为十四物也。捣下细筛，以生姜二斤细切，绞取汁，以和药，乃捣六百杵。若姜汁少者，可以白蜜益之。讫，乃雀卵三丸，以三寸绛为滕囊，白绢为里。当以朱书绢作第一符，然后乃合绛为滕囊也。系之男左女右。又捣药之时，当西北向阴咒之曰：

五行相推，天地正舒，足蹑文昌，心托太清，阴阳气和，与我合并，奎娄胃昴，西北向阴，南斗主生，身佩日月，往造天庭，所在听过，急急如道令。

当合药之时，及佩药，皆当先沐浴斋戒，然后佩之。佩之令人辟万病，却百鬼，消五兵，宜仕官，保子孙，不逢祸害，无不利。佩药之后，体上所著故衣，皆不得复以借异人着之也。

主治功用：若居不安，衰耗多病者，但以家长佩之，则一门安乐。若他人有卒死而身体未冷者，以此药如大豆二丸吞之，即活也。若人或困不能复吞，以棒校其口令开，与药得咽，便活也。若恶岁时多疫及疠，远行在他方，国不便水土，当以月旦清朝服之一丸如大豆，并佩之如法。若有恶异梦寤，以三丸着枕中也。

出处：正一部《上清明鉴要经》。

## 太一大四镇圆方

组成：太一神仙，生五脏，镇六腑，养七窍，和九关，炼三魂，曜二童，保一身，长生千岁。

太一禹余粮四两，定六腑，镇五脏。

真当归一两，以和余粮，止关节百痛。

薰陆香一两，以和当归，薰五脏内。

人参一两，补六腑津液，助余粮之势。

鸡舌香一两，除胃中客热，止痰闷。

凡五种，以余粮为主，四物从之。先纳主，捣百杵，乃次纳，皆令成散。

丹砂四两，摄魂魄，镇三神，理和气。

甘草一两，以和丹砂，益肌肤，去白发。

青木香一两，以助甘草，去三虫，除伏尸。

干地黄一两，和百髓，满脑血。

詹糖香一两，益目童，薰下关。

凡五种，以丹砂为主，四物从之。先纳主，捣百杵，乃次纳，皆令成散。

茯苓四两，以镇七窍，补九虚，和灵关。

术一两，以和茯苓，益神气，明目童。

干姜一两，以和术势，除炎热，开三关，去寒冷。

防风一两，以补湿痹，除秽津，止饥渴。

云母粉一两，以泽形体，面生光，补骨血。

凡五种，以茯苓为主，捣百杵，乃次纳，皆令成散。

麦门冬四两，去心，以镇精神，养灵液，固百骨。

干枣膏一两，以助麦门冬，凝血脉，去心中秽。

附子一两，熬之，以益脑中气，镇脏内，除冷去痰。

胡麻一两，熬之，以和喉中液，镇下关，泄泽三神。

龙骨一两，以益六液，养穹肠，黑发止白。

凡五种，以麦门冬为主，四物从之。先纳主，捣百杵，乃次纳之，皆令成散。

制法：凡四镇神圆，合二十种药，令精上者，其五物为一部，皆令成散。先纳禹余粮部，捣二千杵；次纳丹砂部，捣四千杵；次纳茯苓部，捣五千杵；次纳麦门冬部，捣六千杵。又纳白蜜四升，又捣七千杵，又纳白蜡十二两，又捣八千杵。又更下蜜，令可圆，若刚者当下蜜，柔者不须。又不可大下蜜，但可多少下蜜尔。更捣三万杵，药成，圆如鸡子中黄。亦可计黄，以为细圆而服之。

服法：以正月、九月、十一月上建日，合之满日，起服之，百日中筹量服五圆。当先一日不食，后日平旦乃服，服毕，乃饮食如故。千日之后，二百日中服七圆。二千日之后，三百日中服二十丸。三千日之后，四百日中服三十圆。计此为率。

主治功用：镇神守中，与天地相毕。此所谓四太方，以镇四神，以治百病也。令人不老，远视万里之外，白发复黑，齿落更生，面目悦泽，皮理生光。服之一年，宿疾皆除，二年易息，三年易肉，四年易脉，五年易髓，六年易筋，七年易骨，八年易齿，九年易形，形髓皆易，十年役使鬼神，威御虎狼，步涉江川，无事船梁，山行不畏百害，分身存亡，长生不老。

禁忌：此药万年不败，若常服此药一圆，不可复服其余杂饵之药也。合药先斋戒七日，永不得犯房室，无令鸡犬、小儿、妇人见之。合药时当先烧香，设一净席于东面，西向为大帝君、太一、太上、太元君之坐也，心存常呼祝之。服药时，亦当心存之，以向月王也。服药之后，禁见死尸臭血，食五辛及一切肉。初服时，当食面枣栗，久久自不复食。若无面者，大麦亦佳，无二麦当食米，米令药气迟行耳，大都无害。今已得仙道者，犹服之，服四镇圆而食谷者，后不复生百病。此要道也。

出处：正一部《上清太上帝君九真中经》。

上述丸剂多为蜜丸，在提到制法的丸剂中，其黏合剂除灵草菖蒲丸方为糯米糊外都为蜂蜜。原文中提"炼蜜为丸如梧桐子大"。蜜丸为丸剂的一种，一般中药丸剂分为水丸、蜜丸、蜡丸、糊丸、浓缩丸等。有些药方仅通过名称可推测其为丸剂，如《上清经真丹秘诀》中，疗众疾法提到一可治疗百病之药，其有十号：消冰丸，内炙丸，沃雪丸，十泻丸，通利丸，治众气丸，荡邪丸，通胃丸，扫疾丸，万病丸，但原文中并未提此方的组成、制法等具体信息，而通过名称推测其为丸剂。此外，薯药丸，茵陈丸，犀角丸，三黄丸四方在原文中也未提到详细信息，而通过查阅方书可得到详细资料。如《千金方》卷十中载茵陈丸；《奇效良方》、《圣济总录》卷一八三及卷一二九、《普济方》、《太平圣惠方》等载犀角丸；《脾胃论》中有三黄丸；唯薯药丸不知其出处及其他相关信息。

# 第四章 丹 剂

丹剂为最具道家特色之剂型，其不属于中药最常用的剂型。而早在《黄帝内经》中记载的药方中就有丹剂剂型，唐·孙思邈《备急千金要方》和《千金翼方》收载的剂型中也有丹剂①。丹剂，一般指用多种矿物药经加热升华或熔合方法而成的药物制剂，多作外用。这是随着我国炼丹术的发展而产生的一种剂型。古人也将疗效突出或名贵药品的散剂、丸剂等称为丹剂，取灵丹妙药之意，丹最早就是指朱砂。本部分主要包括两类丹剂：①以朱砂、水银等矿物类药物为主药，经过封闭加热或是高温烧制的方剂；②名称中以丹剂命名的方剂。《道藏》非医典籍中共计整理出丹剂121个。以下所有丹剂按照其在三家本《道藏》中出现的先后顺序列出原文内容：

## 洞玄灵宝丹

组成：丹砂，石钟乳，白石英，紫石英，硫磺（硫黄），太一禹余，云母粉，白术，细辛，茯苓，巨胜，黄精。以上各二十四斤。

制法：上药十二种，各各自治。捣药必使精好者，去人间长斋一百二十四日。铜臼捣之，草药各五万杵，石药各十万杵。治都成，并合，以铜臼白蜜先和，捣十二万杵，药半成以来，水银十二石著铜釜中，铜盖盖之，白石英调作泥，泥灶，灶作两口，屋覆，勿使俗人鸟雀鸡犬见之。薪用柏叶为火，复水银消尽。药成，阴曝百日，开之出著金银玉器中。

---

① 赵艳. 明代方剂剂型及制备工艺发展探析［J］. 中药方剂，2013（11）：58-60.

服法：服之斋，可服十二丸，如巨胜大。

主治功用：即飘然飞登万阶，十方真人众天真人服丹水飞术所得真也。

出处：洞玄部本文类《洞玄灵宝丹水飞术运度小劫妙经》。

## 老君观天合服五芝草丹留神住年度世长存方

组成：威喜，苟虱（胡麻），蜀椒，姜菖蒲。

服法：此五物皆可单服。

主治功用：益气住年，延精定魄，服之不休，与世长存。

出处：洞玄部神符类《太上灵宝五符序》卷中。

## 还魂丹

组成：金箔二十四片；光明砂（朱砂）一两一分，研如面，以荞麦灰汁煮三日淘取秤；雄黄三大分，研如面，醋煮三日，淘取秤；石庭脂（石硫黄）三大分，研如面，酒煮三日，淘取秤；牛黄、麝香、腽肭脐（海狗肾）、虎骨、龙齿以上各四大分，研如面，生用；阳起石、磁毛石、紫石英、自然铜、长理石以上各三大分；远志、巴戟、玄参、乌蛇、仙灵脾以上各五大分；青木香、肉豆蔻、鹿茸如干柿者、肉桂以上各六大分；延胡索、胡桐泪（木律）各三大分。

制法：上将石硫黄、雄黄、朱砂、自然铜四味，同入一瓶子，用金箔覆藉，不固口，以火炙三日，火常去瓶子三寸，不得甚热。又将阳起石、磁毛石、紫石英、长理石四味，同入一瓶子内，以金箔覆藉，灰埋瓶子一半，歇口烧三日，第一日火去瓶子二寸，第二日火去瓶子一寸，第三日以火簇瓶子，至夜火煅通赤，无火毒。

上将钟乳十两，以玉槌研七日，如面即住。用熟绢袋子贮，系定头边，悬于锅中，煮以水二斗，煎取一斗，内取钟乳水三合，研生犀一千下，将此水别收贮。候入皂荚仁时，同研用。又将其余钟乳水，煎前远志等五味，仍加蔓荆子五大分，拍碎同煮，令水至七升，去滓用。又取此药水，煎青木香等四味，至四升，去滓。又取药汁煎半夏（炙，以汤洗了捏破），当归细锉，二味，各一大两，煎至三升，去滓澄汰净。又用地黄汁一升，无灰酒一升，童子小便一升，此三味与煎药汁三升，都许六升，于净器中，文武火养成煎，候至一升，即下诸般金石药，搅勿住手，待如稀粥，即去火，下牛黄等五味生药末，熟搅令极匀，即下皂荚仁（炒其子，打取仁。杵为末，秤取六大分），龙脑二分（于盆内研如面，入药中），并所研犀角汁，同入于乳钵中，令壮士研三千下，候极稠，丸如芥子大不得大。此药功效造化无殊。又此药就后分为三大分，如品字，取一口即一分也。又加炼了芒硝一大两，差为破棺丹芒硝，即上好蜀硝，有锋铓者即得也。于铫子内，火上炼令汁尽，取为末，入于药中。其丸如绿豆大，余药并依歌诀：

硫黄砂隔铜居上，即前四味石药依此次第入瓶中，依法用火炙。

磁起长排紫作头。即后四味石药，依此次第入瓶中，依法用火烧。

金上下三中各二，煅前药，用金箔，上下各三片，中心各两片隔定石药。

紫烧铜炙满三休。用紫石英者，瓶子即烧之。用自然铜者，瓶子即炙之。各一日止。

乳烹四五同归一，烹即煎也，用钟乳煎前二十味，以二斗水，煎至一斗，是归一也。

取一仍须十一修。再将前煎者钟乳水一斗，煎草药十一味，故云十一修也。

煎到三时还要出，即煎至三升也。

地和童酒一时旬。地黄、童子小便、酒，三味是也。

若火石归安静室，是去火入石药也。

待如肌肉五生稠。肌肉和入体也，五生即牛黄五味是也。

别盛三合中间水，外边千下转犀牛。此即用钟乳水磨犀也。

功效与服法：此药但不能制，致神仙得之者，但服一豆许，则寿限之内，永无疾矣。如已患风疾，及扑伤肢节，十年五年，运动不得者，但依法服之一粒，便效。重者不过十粒。或有暴亡，不问疾状，但肢体未变者，可破棺打齿，热醋滴下一粒。过得咽喉即活，十救八九。有人卒亡者，但心头未冷，取药一粒，以醋调一粒，摩脐中一千余下，当从脐四面渐暖，待眼开后，热醋下一粒，入口即活。但是风疾，不拘年月深远，神验，不能具载其功力。凡疾人，不问年月远近。先以红雪，或通中散茶，下半两。如或风涩甚者，即服一两，良久，以热茶投之，令患病人泻三两行，依法泼姜豆汤，下一粒，当以他人热手，更互摩之患处，良久热彻，即当觉肉有物如火，走至痛处，所苦当时已失矣。一二百日及一年内，风疾下床不得者，服一粒后，当时便可行步，一如不患人。至重者，每服泻后，服药一粒，后歇三五日间，依前服红雪，先泻后服丹药，但每日服不过一二十粒，平复如故。打扑伤损多年者，天阴即疼痛，动不得者，尤验，只可一两粒。

其他：服此药多者，疾愈后，药力当伏脚心下，男左女右。但有所苦，发心念药，随意则至。此药神验，功效非智能测。

出处：洞玄部玉诀类《灵宝众真丹诀》。

## 紫金丹砂法

组成：上好辰锦光明砂半斤，曾青三两，叶子雄黄、雌黄各二两，盐花二斤，硝石一两。

制法：光明砂、曾青、雄黄、雌黄并用铁钥匙，打如皂荚子大。取一瓶子可受一升者，以三般物，以盐胆煮之三七日，常如鱼眼沸，不得令溢。取一颗砂出，以水洗，向明看之，如金色即止。如有赤黑晕，更煮七日，将出待干，更于火上，炕出阴气了，入柜。

盐花、硝石于瓶中烧成汁了，捣碎，更烧了，细为末，筑成柜了，即下曾（青）雌（黄）一重了，以盐末填筑平，去口三分以来，封之以布，磨瓦子盖头，用六一泥固济①，泯抹令断缝。讫以四两火，养七日。六两火，养四七日。半斤火，养二七日。三斤火煅。待冷出，以黄牛乳，于竹筒盛，用黑豆甑蒸三遍，入寒泉三日，更去饭上，蒸出阴气。细研，以楮汁为丸，丸如黍米大。

服法：每日三丸，酒下。

主治功用：治三十六种风，偏治筋骨风、狂风、角弓风、肾脏风、热毒风，一切冷风并消。久服肌肤毛发皆变，延年益寿，身轻，其功不能备录。

出处：洞玄部玉诀类《灵宝众真丹诀》。

## 无名方（二）

组成：光明砂，蚯蚓，牛乳。

制法：先将泥球子，泥用黄丹、白土、瓦末、盐、醋溲，用蜡为胎，不得令有微隙。阴干，旁边安孔，去蜡更烧过。即取好光明砂，研捣为末，以纸卷灌入了，以一大蚯蚓和球子泥，捣泥令烂，却固济孔子。待干，更打一铁环子，安于铁鼎子中安置，熔铅汁入鼎中，其上可二寸以来。即以糠火养，长令铅软为候。如此一百二十日，加火，取出。更于地上，以火断过，候冷出之，其药如青紫螺子，拣取黑末不中。分药一半，以青内筒贮，用牛乳蒸五遍，三度换乳，乳皮堪疗皯黯②。取出，入地坑子中，三宿。细研，以粟米饭为丸，丸如粟米大。

服法：年四十，日一丸。年五十，日二丸。年六十，日三丸。

主治功用：治一切风，延龄驻颜，治万病，兼化宝。其功力更别，不得多服。

出处：洞玄部玉诀类《灵宝众真丹诀》。

---

① 固济：古代炼丹术语，即将反应器严密封闭。
② 皯黯：指面部生黄褐或黑褐斑点之疾。

## 无名方（三）

组成：黄矾一两，鍮（黄铜）三两，真庚、真西方半分。

制法：余者细末，于甘锅中，用好黄矾一两，以砂末上下布盖，固济头干了，灰火中养四十九日。以大火煅，候冷开，皆成金粟子。取鼠尾一写，鍮三两，用半分真庚①者，先于坩埚内熔引鍮，乃下三四粒子粟，便化为真，真西方②也。炉长用火三大两，将此去鼎中盛球子，一切临时，取球子大小，其球孔头向上，安在铅鼎之中。

主治功用：治一切风，延龄驻颜，治气益颜色。

出处：洞玄部玉诀类《灵宝众真丹诀》。

## 羽化河车法

组成：光明砂四两，拣取如皂荚子大；瓜州黄矾半两；雄黄一两；曾青一两；铅银③六两；盐五斤；上色西方庚（黄金）半两。

制法：以上，取三年米醋拌细，研如泥，将用一一裹其朱砂，待干。别取上色西方庚（金）半两，打作薄，剪作小片子，更裹砂了。然后取武都上色雄黄一两，曾青一两，细研，以下味煎似胶调，将雄、青末捻成小饼子，将裹前砂，待干，捣盐醋为胶泥，更裹一重总了，直放待干。用真铅为柜（排铅别有法）。更烧三遍，三遍须捣筛如法。取铅银六两，打作合子。其合子须相受处口，拒深下二寸四分，深广上一寸二分，亦然。即取真铅铺于合底，可二分，即排砂如莲子样，更以真铅盖，更铺砂，重重取尽了，即以真铅盖却取满合，却先打银束子束定，六一泥固济，待干。五斤盐，用硝石炼过两度了，细捣罗，取铁鼎可容得前合稍宽者。实其盐，捣于陷合处，是为

---

① 真庚：即庚西，指金。

② 真西方：真金，西方为金之位。

③ 铅银：又烧朱粉瓮下多年沉积有银，号铅银，光软甚好，与波斯银功力相似，只是难得。今时烧炼家，每一斤生铅，只煎得一二铢。

外柜，以盐填持了盖却，铁筋贯定固济，待干。掘一地炉，深一尺六寸，阔一尺四寸，以马通火、糠火，烧四十九日。开鼎，以铁筋拨盐柜，看银合柜变为金色，即去火取出。如未，更烧七日取出，待冷开合，剥下黄矾及雄、青，留着取一粒，细研，水银二两于铛中，微火取药，半小豆大，糁上便干煅成宝。且惜莫用，此为第一转。

别取光明砂十二两，研碎，和前伏火砂同研。依前用好醋煎溲成团，取前纳柜。细捣罗筑为柜。即取前剥下黄矾，细研铺底了，安砂团，更以盖子上了，便著柜末填满，依前法固济，待干入鼎，别泥炉，著草灰半斤，火养一百二十日，以大火煅，出炉取药，如前当成上色西方，此名第二转紫金河车。

别取光明砂一斤，细研，以下味拌，取一瓷鼎子可贮得药者，将拌砂筑成外柜，将前伏了，砂细研，醋调泥柜内，干了，著汞八两，以二两火，入炉养一百二十日，成紫金。不宜用，先将投名山，告上玄，书名仙籍也。其神室收取，要用时坐于灰中，著汞六两，用二两火。养一伏时，真上色西方也。此名第三转神室河车。

服法：若要伏食，出毒，入寒泉一月日，却以乳蒸，用楮汁为丸，丸如粟米大，每日服只可一丸。若志心尽一两，寿年五甲子。

主治功用：延龄，治万病。

出处：洞玄部玉诀类《灵宝众真丹诀》。

### 九鼎丹

组成：生银芽半斤，生汞（水银）半斤。

制法：上熔芽与汞相入，状若银膏。如欠，将湿银添满本数，即取湖南通油瓶子上好者，受得二斤者，令贮得前药，令其里面宽转，即通身固济之，令头平，使要返覆安之。更取一瓶大于前者，可贮得上瓶，为外柜，不固济，权著物盖头。即放三钉上，以净泥用麻筋作炉，炉须三假作者，象三才。中层著三钉横安，亦得下开二门，前后著二门。前面大门，高四寸，后面小门，可一寸半。其炉下火可三截，长四寸，常著灰盖上。如进火时，但炭上安中心即得，用炭团更好。其火还从十一月发火，如此可十月后，一年内须六十日武火，似大些些子。其上须著一盆覆之，开一星露，可大一寸，从半夜子时，其药瓶顶向上，午后转上却下，至夜半依前转，转内瓶，外者不转。转了更须覆盖。炉上一层，其炉似甄形，其上星露，从半夜将片纸掩之，至时除之。如是火候调顺，不失节度，即是昼夜各一封，至五月足，秤看欠添，汞满应数，成为一块，谓之成形。

即破瓶取之，捣研淘令细，水飞曝尽令干。更依前入新汞，可三分之一，按药令平，不用固济，依前火候，养待一月满，更出淘洗毕，待干，更养通前。

都满十月，其药上有点化朱砂，此是药精，出母胎上，可半斤，作褐色，已伏火也。收取别器贮，六十日武火烧毕，出赤色奇绝，出火毒。

其火得十月足，火似大，便化作液。更须缓火养，更得依旧，其药本母，依前生汞半斤，养一月，更出母面上，还似褐色，养可一年。

收前件药，便作世利，伏火也，烂白。如要世利，可月月添之。

主治功用：服食可长年益寿，其药不可具论。若得九度添汞，养之一斤，神妙，与世长存，兼治万病。

出处：洞玄部玉诀类《灵宝众真丹诀》。

## 黄帝一物饵丹法

组成：善丹（朱砂）一斤，醇酒九升。

制法：善丹一斤，凡一物作药，于洁净处，先斋七日，于高山避阴头，按后法取丹砂，熟捣筛之，置铜盘中，醇酒上清九升。合丹砂于盘中，搅之，勿令人见，神不相入。入坛始从东门入，复南门入，复西门入，复北门入。奉药中央，满三日搅之，从三至五，复搅之，至七复搅之，从七至九，复还从三搅之，至五如前法。二十日药干可丸，丸之未干，复如前法。即阴雨常以铜盘覆之，可丸为度。

服法：丸如小豆大，日吞三丸。

主治功用：五十日智意精明。服积九岁，与天地通。三千四百二十四日，道毕成，所求尽得。朱光神丹，砂物精也。

禁忌：禁灸刺过、生乳家，令不复神。

出处：洞玄部玉诀类《神仙服饵丹石行药法》。

## 神仙饵丹

组成：好定牢丹砂，谷实，欲得正赤白者。

制法：凡二物，丹砂多少自在，熟捣令下筛捣。谷实绞取汁，以和丹，令如泥，纳铜筒中盛之，固以干，瓦反箪置甄中，立筒箪中，干蚕沙著甄中，坚按之，不满四寸。所以干土覆其上令满，甄置釜上，白垩泥其会，猛火炊之，三日三夜，可出药，当胶。

服法：捩破如大豆者，一纳口中即消，日三。

主治功用：服之一年，身轻目明，众病除去。服之二年，鬼神自朝。服之三年，与日月通精。能常服之，鸡鸣云中，狗吠天上。

出处：洞玄部玉诀类《神仙服饵丹石行药法》。

## 轻身益气三物饵丹砂

组成：丹砂如麻者一斤，好大枣一斗，醇清酒一斗。

制法：凡三物，丹砂捣下，绢筛，取酒盛铜物中，丹纳其中，搅令相得，居炭，去火三四寸，沸数搅之，无令著底。取大枣，以水二斗煮之，绞去皮核，但取其汁。稍稍纳丹中，无令绝汁，尽成如饴。出之，盛瓶中。

服法：旦暮吞如枣一丸。

主治功用：服之二十日，自知。三十日，病愈，轻身，益气，齿落更生，黑发生，神矣。

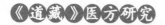

出处：洞玄部玉诀类《神仙服饵丹石行药法》。

## 神仙三物饵丹

组成：丹砂三斤，铅三斤，谷汁九升。

制法：凡三物，谷汁分取六升，用捣丹砂，尽六升止。乃纳铅合捣之，令铅不见。复以三升谷汁，溲之合和，盛铜器中，覆以瓦器纳甑中，蒸之三日三夜，当炊桑薪。此铅皆还，为丹引之从，手丸之，大如小豆。捣砂铅，当耿火置日下，令炽为法。

服法：三丸。

主治功用：服之二十日，有效。服之三年，升天。

出处：洞玄部玉诀类《神仙服饵丹石行药法》。

## 神仙四物饵丹

组成：丹砂五斤，好蜜三升，楮实正赤者，清酒。

制法：凡四物捣，楮实绞取汁，以溲丹砂，曝令干，复溲之，能满溲益善。纳大竹筒中，蒸之砂下，三日三夜，可出。纳铜筒中，汤煎之，纳醇清酒渍足，纳蜜煎之三日三夜，如饴不污手，可矣。

服法：服之如枣，日再。

主治功用：服之百日，仙人相候。服之一年，玉女迎之，上为真人矣。

出处：洞玄部玉诀类《神仙服饵丹石行药法》。

## 真人炼饵丹砂

组成：丹砂一斤，酒三斗。

制法：丹砂一斤治末，重绢筛之令靡靡，以醇酒不见水者，沃丹砂，搅之令如封泥状，盛以铜盘中，置高上处，勿令妇人见之，曝之，身自起居数耗燥，复沃之，常当令如泥。若阴雨疾风，覆藏之无人处，天晏出曝之。如是尽酒二斗而成，长曝之三十日，当紫色，握之不污手，引之如饴。若令著手，未可丸也。法常炼三斤，可支三年。若用三斤丹者，用酒九斗，曝之大盘中。

服法：将欲服时，复斋戒五日，沐浴，乃服之。药丸大如麻子。常以平旦吞三丸。

主治功用：服之一日，三虫出。服之五日、六日，心腹诸病皆有征出。一年，皓眉更黑。岁加一丸，至九丸止。服之三年，神人至焉。当有妇人衣紫罗衣，持案食来，受而食之，勿畏恶人也。万物皆来给使，其神名为上，一名可，一名须。此三物能使万物，万物可致也。可以入金木水火土，金木水火土当为，其状如左右，须无所不施。服之一年，神明见千里内。服之三年，见三千里外，寿日延，从外见内，从垣东见垣西，为真人矣。

禁忌：欲炼时，当先沐兰芷，斋戒七日，无妇女过近药旁也。欲致神，禁食五辛、生菜、生鱼、猪狗肉，无近房室，避日出日中。

其他：兰芷取其香也。所谓金木水火土者，著木为木也，著金为金也。

出处：洞玄部玉诀类《神仙服饵丹石行药法》。

## 又饵丹（一）

组成：丹砂一斤，熟捣下筛；醇苦酒（醋）三升；淳漆二升。

制法：合令相得，于微火上煎之，令可丸，如麻子。

服法：服二丸，日再。

主治功用：四十日腹中百病尽愈，三尸皆去。服之百日，肌体坚强，服之千日，司命削死籍，与天相保，日月相望，改形易状，变化无常，日中无影。

出处：洞玄部玉诀类《神仙服饵丹石行药法》。

## 又饵丹（二）

组成：真丹一斤，大黄六两。

制法：釜蒸大黄，令再期，乃治之，下细筛。并丹合和，封筒中。削筒令其薄，用以两釜，更煮之。再期，药乃成。出著臼中，捣千杵。二千杵，大善。

服法：一服半钱，日三，常先食。

主治功用：服之神良。主症病，除恶气，饮水心腹有病皆愈。又治虚劳。得病三年，满剂乃愈。随病远近，以此为法。

其他：所以两釜者，恐沾汤令清耳。又竹生槁，无在为可用耳。

出处：洞玄部玉诀类《神仙服饵丹石行药法》。

## 韩众饵丹

组成：丹砂十斤，楮实，蜜三升。

制法：丹十斤，治之。楮实正赤者，绞取汁，溲之，能百溲益善。盛竹筒中，蒸砂下，三日三夜，出，置铜器中，汤煎之，脂华清酒才足，食蜜三升。煎之三日三夜，状如饴，不污手，食如枣核。

服法：日再服。

主治功用：一岁，玉女来迎，为真人矣。神仙真人服食皆足，功满九年，时将以至，神通具足，应得上登金阙玉京耳。

出处：洞玄部玉诀类《神仙服饵丹石行药法》。

## 神丹刀圭九光相生

组成：神丹砂为真朱者十两，水银十两，铅、锡各一斤。

制法：用神丹砂为真朱者十两，水银十两，皆著铜器中，以一大铜器盛铅锡各一斤，以朱银器著铅锡，上微火者，下稍猛其火，令锡等皆熔和，银便化为丹朱，乃成药。

服法：取所饵丹，清旦向日，井华水服一刀圭，日一。

主治功用：可以飞升，可以陆沉。食此千日，玉女自至，云车来迎，太一对言。

禁忌：慎避女人，不得交情，并污秽辱死丧、产乳之妇，及亦不得交手犯触，触则辱神，辱神则不得延年，仙道乖矣。

出处：洞玄部玉诀类《神仙服饵丹石行药法》。

## 饵流丹

组成：丹砂三斤，清酒五斗，大椒、小椒各一升。

制法：丹砂，以铜臼捣之研之，熟为度。三斤为剂，百日美。以五斗酒，渍大、小椒各一升，卒时去滓，以汁和流珠，令如汤状。盛以铜器。加火上，数搅之，令汁尽，益酒药流珠，可以长数尺，如丝状，可药成。

服法：常平旦向日，服如赤小豆大一丸，日三，先食。

主治功用：服之百日，病尽去，寿与天地齐。又治大风，甚良。

其他：所谓大椒者，蜀椒也。小椒，秦椒也。

出处：洞玄部玉诀类《神仙服饵丹石行药法》。

## 饵越丹

组成：真越丹一斤，醇清酒。

制法：合研令相得，于汤上煎之，三日三夜，搅之手不得息，令可引，乃丸如大豆。

服法：服一丸，日再。

主治功用：除百病，腹中安神，久服延年。

出处：洞玄部玉诀类《神仙服饵丹石行药法》。

## 又饵越丹

组成：越丹一斤，醇清酒三斗。

制法：细磨丹，盛铜瓮中，以醇清酒灌搅之，置沸汤上煎，常左转搅，满三日三夜，可引，乃丸之如大豆。

服法：服一丸，日再。

主治功用：令人玉泽，白发更黑，齿落更生，并除面皱。

出处：洞玄部玉诀类《神仙服饵丹石行药法》。

### 饵日曝丹

组成：丹砂精者，多少自在；白蜜。

制法：治下细筛，纳铜器中，以白蜜和泥，密盖其口坚完，漆其际，务使密内。明年此日出成，曝令干，和以蜜，丸如大豆。

服法：服一丸，日再。

主治功用：服之除百病。长服，延年神仙。

出处：洞玄部玉诀类《神仙服饵丹石行药法》。

### 饵雁腹丹

组成：丹砂三斤。

制法：治下筛，盛以重练囊，纳雁腹中，缝腹令合，蒸黍米下，炊以桑薪，三日三夜出之，丸以白蜜，服如大豆。

服法：二丸，日三。

主治功用：除万病，神仙延年。

出处：洞玄部玉诀类《神仙服饵丹石行药法》。

### 鸡子丹

组成：鸡子，朱砂。

制法：取鸡雌雄纯白者别养，得其卵，叩出黄白，取丹砂下细筛，和以此卵中，蜡密封其口，还令白鸡合子伏之，雏出药成，和以蜜。

服法：服如大豆二丸，日三。

主治功用：久服长生延年。

出处：洞玄部玉诀类《神仙服饵丹石行药法》。

### 神仙炼饵还丹

组成：丹砂·两，秦银一斤。

制法：凡二物，取秦银置铜盘中，用五六月曝之，捣大丹砂末之，置银中，以大刀环搅之，从食至晡时，尽为丹矣。取丹置丹阳铜筒中，盖覆之，以狗毛泥涂筒上，厚二寸，曝干之。以马通火炊之，九日九夜出。盛以白素囊，置雁腹中，缝之。煮雁，雁熟出之。丸如麻子。

服法：平旦向日吞一丸，以井华水饮之，日三。

主治功用：服之百日，仿佛见神。二百日。身轻，所苦悉愈。三百日，举能凌云。

出处：洞玄部玉诀类《神仙服饵丹石行药法》神仙炼饵还丹。

## 神仙饵大黄丹

组成：大黄丹十二两，水银二斤四两。

制法：凡二物，以醇酒溲令淹淹，熟搅之。盛夏日加巳时，纳铜锅中，曝之。日照明堂，搅之，如熟二斗米，顷变为丹。以醇酒渍和之，合涅以搅，复化为银。曝之，如熟二斗米，顷化为丹。以酒和，如前法曝之，化为银。曝之，如熟二斗米，顷酒和，如前曝之，化为丹。夏日加巳，为之如前法。

主治功用：服之一年，中充外泽，面目有光，白发日黑，齿堕复生。服之二年，出入天门，旁见神人。服之三年，乘云驾龙，为真人矣。

出处：洞玄部玉诀类《神仙服饵丹石行药法》。

## 神仙饵巴丹

组成：巴丹一斤，戎盐（大青盐）六两。

制法：治合置铜器中，瓯覆之三日，以醇酒半斗，渍一宿，澄去上清。尝咸未尽，复以酒半斗，渍之一宿，咸尽用之。白蜜和，蒸之三斗粳米，中央炊之，三日三夜，药熟。

服法：如饵服如小豆一丸，向日，以井华水服之。

主治功用：住年不老。

出处：洞玄部玉诀类《神仙服饵丹石行药法》。

123

## 真人山子饵丹

组成：炼丹（朱砂）一斤，桑根汁五升，白蜜五升。

制法：先凿地入三尺为灶，以黄土作泥，表里涂之，厚三寸，极令坚燥，勿使有坼。以安一石铁釜，复泥治之。以水六七斗著釜中，更取三斗土釜，著铁釜上，以盛炼丹一斤，纳土釜中，取桑根汁五升和丹，令相得，复以一土釜覆其上，以黄土泥，泥两土釜际，及铁釜际，皆令坚密，勿使气泄。炊以桑薪，调适其火，勿令大沸，稍稍发溢釜中水，勿令汁尽。讫，辄蜜涂之，三日三夜，发上土釜，以清酒五升沃药中，搅令相得，密涂之，如前复三日三夜出，著铜器中，纳白蜜五升，搅令相得。以铜器浮著釜汤上，微火煎之，三日三夜，搅令可丸便止。凡九日九夜药成。

服法：服如麻子，二丸，日再。日加一丸，满十日，复从二丸如初，以为常服之。

主治功用：三十日身轻，六十日耳目聪明，百日百病愈，二百日意常欲飞，三年令人不死，与天地相毕。

出处：洞玄部玉诀类《神仙服饵丹石行药法》。

## 神仙治病延年返老丹

组成：丹砂一斤，熟捣下细筛，精淳漆二升，白蜜一升，好苦酒三升。

制法：凡四物合著铜器中，微火上煎之，数搅之，香熟可丸。

服法：服如麻子一丸。

主治功用：肌体坚强，四十日病除。服之百日，三尸自去。服之千日，众邪不干，飞行变化，所至不难，改易形容，出入无间，立日中无影。

禁忌：服药禁食猪肉、生鱼，及诸酸辛。作此药法，欲得清静独处，莫过二人共合见者，令药不成。

出处：洞玄部玉诀类《神仙服饵丹石行药法》。

## 草灵丹方

组成：神桃七个，乳香半两，辰砂半两，酸枣仁半两，当归半两，地黄半两，雄黄半两。

制法：上七味为末，以蜡为丸，如梧桐子大。

服法：每服二十一丸，并符七道。临时看甚符，亦作丸。子、丈夫，灯心汤下；妇人，红花汤下。

主治功用：治心邪血邪。

出处：洞玄部方法类《上清天枢院回车毕道正法》。

## 辟谷丹方

组成：贝母，宿蒸饼。

制法：贝母去心锉，宿蒸饼各为末，等分，火焙，丸梧桐子大。

服法：上每服三十丸，早晨冷水送下，冷酒食。

其他：要解，吃热汤一盏，或酒亦得，任便食物吃药了。

禁忌：忌食热物，忌服草乌，药反之。

出处：洞玄部方法类《上清天枢院回车毕道正法》。

## 玉台丹

组成：生硫黄、白矾各等分。

制法：上为细末，以无罗面滴水为丸，如梧桐子大。

服法：每服一十丸，温热水，或冷水亦可。

主治功用：治中暑。

出处：洞玄部方法类《上清天枢院回车毕道正法》。

## 风药独胜丹

组成：草乌、无名异、淡豆豉各等分，乳香二钱，没药二钱。

制法：上为细末，米醋和为丸，如梧桐子大，朱砂、麝香为衣。

服法：每服两丸，茶酒任下。

出处：洞玄部众术类《黄帝太一八门逆顺生死诀》。

## 黄帝九鼎丹方

组成：雄黄、雌黄各半升，朱砂五斤，石硫黄、白石英、钟乳、朴硝、礜石各三两，石床、寒水石、石膏、禹余粮、青石、太阴玄精、赤石脂、云母、磁石各五两。

制法：上十七味，并捣醋拌渑渑，吴盐覆之，火三日夜，寒半日，开之重飞七转。

主治功用：用治万病，无发动。

出处：洞神部众术类《太清石壁记》。

## 黄帝九鼎大还丹方

组成：雄黄，石膏各一斤；寒水石，禹余粮各半斤；硝石一斤；太阴玄精一斤，三转煮六十日方解；礜石一斤，三遍煮三十日；金牙半斤，二遍煮一日一夜；雌黄一斤；朴硝，理石，绛矾石，硫黄，芒硝，黄矾，戎盐，空青，石床，白石英，孔公孽三转煮；朱砂，钟乳，矾石，紫石英，云母，磁石，硇砂，石脑，青矾，石胆一转，各一斤。

制法：上件药精捣，更研，醋拌合和，飞之九转，丸如大麻子。

服法：一服一丸，服五丸，万病皆除。

出处：洞神部众术类《太清石壁记》。

## 太一金膏丹方

组成：金五两，打作薄铇飞；雄黄一斤，捣筛；白石英一两，如前；雌黄一斤；紫石英十两；空青十两；朴硝一斤；炮砂十两；石膏一斤；芒硝一斤；矾石十两；云母一斤；石乳十两；滑石一斤；水银一斤；太一禹余粮一斤；石硫黄十两。

制法：上十七味，并须精好，飞一依前法。

主治功用：小丹，皆是神仙救世疗病之丹，服之身轻延年。

出处：洞神部众术类《太清石壁记》。

## 无忌丹

一名坚骨丹，二名无畏丹，三名凝神丹。

组成：金牙一两；寒水石二两；石乳一两；雄黄、雌黄各四两；白石英一两；芒硝二两；紫石英一两半；硝石一两；麦饭石一两；朴硝二两；牡蛎二两；钟乳一两。

制法：上飞一如四神丹法，飞三日三夜，细研丸如麻子。

主治功用：服一丸无不瘥。召魂丹，久服延年，无忌。

出处：洞神部众术类《太清石壁记》。

## 艮雪丹方

一名水银霜丹，二名流珠白雪丹，三名流汞素霜丹，四名玄珠绛霜丹，五名太阳红粉丹，六名飞虹化药丹，七名朝霞散彩丹，八名夕月流光丹，九名辰锦流晖丹，十名凝阶积雪丹。

组成：锡十二两，鸿霜一斤，特生礜石一斤，绛矾石一斤，朴硝五两，太阴玄精六两，盐一斤，矾石三两，朴硝三两，白盐一斤，玄精三两。

制法：上并依前法捣筛，先以流汞霜研讫，与诸药相和，布置覆藉，飞之日数，一如前法，可作三五转，然后用之为佳。恐太阴玄精难得，可往河东解盐池近水次浮之，其色理如玉质，形状似龟甲，其黑重者不堪，其黄白明净者为上。其鸿霜得此药，自烂如粉，飞之三五以后，可研极细，以枣肉膏和为丸，如麻子大。

服法：一服四五丸，加至六七丸，万病皆愈。

出处：洞神部众术类《太清石壁记》。

## 太一小还丹方

一名太精丹，二名朝景丹，三名凝霞丹，四名落晖丹。

组成：水银一斤，石硫黄五两。

出处：洞神部众术类《太清石壁记》。

## 五灵丹方

一曰升霞，二曰凌霄，三曰灵化，四曰太一召魂，五曰还霞丹。

组成：汞霜、雄黄、石硫黄、朱砂、雌黄各十两。

制法：上捣筛，以醋拌，曝干七遍，入釜中，以白盐花为藉，然下石药，以汞霜为上，即以白盐花覆之，厚三分，依召魂丹，用火三日夜，药成，丸如麻子。

主治功用：一服一丸，治万病。

出处：洞神部众术类《太清石壁记》。

## 艮雪丹

一流珠白雪，二流倾素雪，三玄珠绛雪。

组成：水银一斤，锡十二两。

制法：上取水银，铛中著火暖之。别铛熔锡成水，投水银中，泻于净地中，自成白银饼，取银捣碎，研粗罗之。

绛矾、白矾、太阴玄精各四两。

上并捣和银粉，取伏龙肝、盐末等，和上件药，布置一依四神法，唯以朴硝一斤覆上，更用末白盐花履之牢，固济。四日文火，渐渐加火，仍须微微，不得依四神武火，满七日讫，用猛火一炊闲，寒之，开取其药霜，亦有不上者，并在盐花内结作芙蓉头，其霜煮炼，候四神法。

出处：洞神部众术类《太清石壁记》。

## 造内丹法

制法：上以前丹（指艮雪丹）飞经三转，并出之，不须出毒，直细研便丸，每纳五丸，薄以绵裹其生丹。

主治功用：治疥癣、疔疮、内痈、久瘘痔、蛇咬、牙疼，悉用之。

出处：洞神部众术类《太清石壁记》。

## 治疟丹

主治功用：每发日平旦，取丹三丸，和酒服，取吐。至小食时间不吐，即吃酒半盏，必须吐。更欲发，空腹五丸，必瘥。

出处：洞神部众术类《太清石壁记》。

## 治疮癣法

主治功用：针破，著干湿癣，宜净洗布揩，取丹和酥涂三五遍，即瘥。蛇咬，取丹和醋拌，瘥。疗疮针破，纳丹三五度，食尽恶肉即瘥。

出处：洞神部众术类《太清石壁记》。

## 八石丹治人癞病法

主治功用：眉发堕落，肢节肿烂，癞痫风邪，狂言狂走，癖块坚硬如石，癥瘕九种心痛，天行时气，心腹胀满，八种风，十二冷痹，遍身顽麻，肢体恶疮，服丹后百日内，不得饱食，杂食诸血肉，百日内慎之。凡癞有五种，一青风生青虫，二黄风生黄虫，三白风生白虫，四赤风生赤虫，五黑风生黑虫。欲知此病，服丹即知瘥不瘥。服丹下诸虫出，唯黑风生黑虫，量拱手者，此名正报，不可治也。自外并治得瘥。

出处：洞神部众术类《太清石壁记》。

## 服金英等诸丹疗病法

主治功用：腹内冷痃癖癥块如砖，又心刺胸不能转动，积年累月食饮不下，服一百丸。腰疼膝冷，阳气不兴，梦与鬼交泄精者，一百丸。下部虚，三十丸，立验。生熟二脏不慎食，最佳。四肢沉重多睡者，一百丸。手足不能收摄，半身不遂，全体总废，久而不疗，即便致困者，服一百丸。刺风，四十丸。腹中冷痛，一百丸。五劳七伤，一百丸。风狂走，一百丸。消渴，五十丸。宿食不消，一百丸。贼风入心，一百丸。夜外咽喉干燥，舌上及顽，

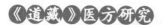

服五十丸。

出处：洞神部众术类《太清石壁记》。

## 服艮雪小还丹等法

主治功用：脚气，服一百丸。食不下，心头胀满，腹内气填胸，多吐冷沫，身体虚冷，气肠鸣，一百丸。食噎不下，五十丸。吐血不止，不下食，一百丸。头风、刺风、热风、腋风，各五十丸。伤寒，服十九丸。乍寒乍热，五十丸。面黄水肿，一百丸。青风面唇爪青，服一百五十丸。暗风入头，掣痛连眼睛，一百丸。痰饮添酸者，一百丸。脚转筋，一百丸。风癫狂走失心，服一百丸。若胃口急闭不能食，一百丸。身体羸瘦盗汗，一百丸。燥滞疳枯，一百丸。好睡，一百丸。妇人赤白带下，血闭不产绝绪，服一百丸。牙痛不堪忍，取一丸于蚛孔中着，以蜡塞孔，立愈。蛇蝎蜂趸蜈蚣诸毒咬，螫毒盛不可忍者，以丹及醋和调泥作饼子，如榆荚大，厚薄如三重薤叶，置疮上，以艾灸之三五炷，立止。亦有醋和丹，向火微灸令干，便薄之。毒蛇如伤经二日、三日肿大者，醉研如泔汁涂疮上。卒死气尽，或经半日以来，宜以丹和酒，不尔饮灌之；令入腹内，以手按捺腹内，丹气流通，死者便活。若口噤者，揭齿灌之，并与四五丸服之瘥。百虫毒在腹中，无问远近，一百丸瘥。牛马疫气相染，服五十丸。牛马疫病，斟量畜之大小，以汤研五六丸灌之，再服二丸。疟病无问日月深浅，未发前服二丸。欲发时服一丸，远不过三服。妇人胎死腹中不出者，多日少日体困极垂死绝气者，以丹三四丸研碎，酒温送之，少时觉腹中鸣，胎即出。若久不觉有异者，更与一二丸，酒半盏发之，立验。夜卧不安，精神错乱，觉如昏昏醉人之状，以醋研三五丸丹，涂手足心上，不过三五日瘥，又服五十丸。杂虫、痔病、蛔虫、寸白虫、心痛、吐水等等，明日平旦欲服丹，今夜少食令饥，空服三四丸，或加至五六丸，日午前虫并出。若　服不瘥，他日更二丸，愈。痔病用三十丸，蜜和，痔孔纳之，验。疳虫无问丈夫小儿，宜以成研丹二三丸，如大豆粒，与腊月猪脂可枣许，相和调绵，缠一筋头，以丹涂着筋头，纳下部中，不过三度，瘥。诸毒肿，宜以丹和醋研。以泥肿上，干易之，三两度，瘥。丹干重封。不尔将醋酒滴肿上。月经不调，服一百丸，半纳下部出臭血黄水，立验。乳痈，研涂上。邪魅妖精恐怖，各带五十丸，每夜门前烧一丸。患肉癥无问处所大小，以针癥上作孔，以丹和腊月猪脂涂上，向火温然后灸之，夜再三摩，已摩亦摩灸，无不瘥。疔疮，针刺多孔，即以丹十丸，于阴地持柔合大饼，厚两钱，当肿上，艾灸十壮，以疼为度，瘥。瘘疮，腊月猪脂和丹如葱茎，纳疮中，食恶血尽，以大豆汁洗之，以薰陆香和羊猪脂贴，即瘥。秃疮，以醋泔汁洗拭干，以丹末和猪脂涂，不待痂落，依前更涂，不过两遍。冷疮经年累岁，脓水不止，以丹深纳孔中，以帛裹之，不令药出，日着一丸，不过五日，即瘥。大痛不堪忍，亦不须去之，疽瘘赤疱，风瘑疥癣，十年不愈，针刺患处血出，以丹末和醉蜜涂之，痂落即瘥。月虫绕人面口，此疗之立愈。以成研丹末，和猪脂薄涂之，不过三五度，瘥。产后血不止，服一百丸。难产，三丸和酒服之。白癞，服一百丸，和醋涂之，狐臭亦然。紧唇，以成研丹半小豆许，薄涂之，即剥羊皮贴之，不过三五度，瘥。

出处：洞神部众术类《太清石壁记》。

## 紫雪法

组成：黄金一百两；白银二百两；左侧寒水石四十八两；石膏四十八两；磁石四十八两，并以清水一石煮取四斗，去金银石等药，又入前料中。升麻，玄参各十六两；羚羊角五两；犀牛角五两；沉水香五两；丁香四两；青木香五两；甘草八两，炙。

制法：上并细切，和煎取汁一斗五升，去滓，又入硝石四两末，消精四两末，和汁微火上煎之，可七升，盛木盆中。又入成研朱砂三两研，麝香二分和搅令调匀，经二日成紫雪霜耳。凡病人强壮者，一服酒二三分，和水银服之，劳痫热毒风，小弱老人，或热毒，增减服之。若合一剂，可十年用之，

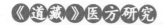 

神妙不同凡药，脚气经服石药发热毒闷者，服之如神水，和四分服，胜三黄汤十剂。

主治功用：治脚气毒遍，内外烦热，口中生疮，狂惕叫走，发解诸草石热药、毒发卒热、黄瘅后毒等，最良方。

出处：洞神部众术类《太清石壁记》。

## 造砒丹法

组成：砒一斤，醋三升，白矾三两，甘草三两。

制法：取上好砒一斤，研筛为末，绢罗之令尽，取头醋三升，白矾三两，捣筛为末，投在醋中，消以醋，拌砒令泪泪，即火熬之。又于鼎中盐搅之，令盐干为度。出来漉令干，又日晒，如是经二十度止，晒令干。取盛五两，捣筛如面置鼎中，以晒亦着火三两，茎和盐搅之令盐干为度，然后却捣盐为末，即布在鼎中令平，取前砒药入于鼎中，以鸡翎扫之令平。然后取一盆盖，与鼎上下相当。即取炭灰水飞，取细者澄滤令干，以醋和研之，入盐二两，灰相和研相乳入，稀稠得所用，将固济盆唇，勿通风，厚一米以来。即鼎下着炭火。其炭长五寸，初三茎横在鼎底，飞之第三日。更加一茎，到午时后更加一茎，到初夜更加一茎，其第四日辰时，即寒炉一日夜。炉冷即开，以湿布向固济处湿洒，即去泥开之，其霜飞在盆底。取之置在盆中，又斫着醋拌，一依前法。如是三转止，取盛之于铛中，醋煮一日夜，即取捣研之。又取甘草三两捣碎，以水二升煎取一升，即投药在铛中，以甘草汁煎之，干以粳米饭和研，丸如麻谷大，晒干。

主治功用：服之能治疟、心痛、牙疼。

出处：洞神部众术类《太清石壁记》。

## 金华玉液大丹

组成．朱砂□斤，□分光明者用，二友术二月收，新荷叶四月收，马鞭草八月收。

制法：上各烧灰斗许，取淋下十分浓汁，煮朱一月，共三百六十时，朱具成雪白色，名曰玉英，煮法：入前朱于小瓶内，三草灰汁八分浸满，捣碎生姜，用布包塞瓶口，重汤煮之，日足取出朱，用皂角煮一日，乳细，以长流水淘五七次。

主治功用：服之可治百病。

出处：洞神部众术类《金华玉液大丹》。

## 小金丹方

组成：辰砂二两，水磨雄黄一两，叶子雌黄一两，紫金半两。

制法：粉作末，令细之。同入合中，外固，了地一尺筑地实，不用炉，不须药制，用火二十斤煅之也，七日终。常令火及二十斤。候冷七日取，次日出合子，埋药地中七日。亦须吉地者佳也。取出顺日研之三日，炼白沙蜜为丸，如梧桐子大。

服法：每日望东吸日华气一口，冰水下一丸，和气咽之。服十粒，无疫干也。

主治功用：使瘟疫不得染也。

出处：太玄部《黄帝内经素问遗篇》。

## 五灵丹法

组成：丹砂、雄黄、雌黄、硫黄、曾青、矾石、磁石、戎盐、太一余粮。

制法：亦用六一泥及神室祭醮之，合之三十六日成。

主治功用：又用五帝符，以五色书之，亦令人不死，但不及太清及九鼎丹耳。

出处：太玄部《云笈七签》卷之六十七。

## 岷山丹法

组成：黄铜，水银，雄黄。

制法：其法鼓黄铜以作方诸，以承取月水，以水银覆之，致日精火其中，长服之不死。又取此丹置雄黄铜燧中，覆以汞曝之。

服法：二十日，发而治之，以井华水服如小豆大。

主治功用：百日，盲者能视，百病即愈，发白还黑，齿堕更生。

出处：太玄部《云笈七签》卷之六十七。

## 五成丹法

制法：其要取雄黄，烧取其中，铜铸以为器，覆之三岁，醇苦酒上，比百日，此器皆生赤乳，长数分，或有五色琅玕，取治而服之，亦令人长生。又可以和菟掘取克其血，以和此丹，服之即变化在意也。又以朱草和一刀圭，服之，能乘虚而行之。朱草叶如菰，生不群，长不杂，枝干皆赤，茎如珊瑚，多生名山岩石之下，刻之汁如血，以玉及八石金银投其中，立便可丸如泥，久则成水。以金投之，化为金浆，以玉投之，即为玉体。服之皆长生。

出处：太玄部《云笈七签》卷之六十七。

## 金液法

组成：黄金一斤，并用玄明龙膏、太一旬守中石、冰石、紫游女、玄水液、金化石、丹砂。

制法：封之即成水。

服法：其经云：金液入口，则身皆金色。老子受之于元君，元君曰：此道至重，百年一出，藏之石室。合之，斋戒百日，不得与俗人往来，于名山之侧，东流之水上，别立精室。

主治功用：百日成，服一两便仙。若未欲去世，且作地仙者。但斋戒百日。若欲升天，皆先断谷一年，乃服之。若半两，则长生不死矣。万害百毒不能伤之，可畜妻子，居官秩，在意所欲，无所禁也。若后升天者，乃斋戒服一两，便飞仙矣。

出处：太玄部《云笈七签》卷之六十七。

## 威僖巨胜法

组成：金液及水银。

制法：上味合煮之，三十日出，以黄玉瓯盛，以六一泥封，置猛火炊之，卒时皆化为丹，服如小豆大，便仙。以此丹一刀圭粉，水银一斤。又取此丹一斤置火上扇之，化为赤金而流，名曰丹，以涂刀剑，辟兵万里。以此丹金为盘碗饮食，俱令人长生。以承日月，下得神汋，如方诸之得水也，饮之者不死也。以金汋和黄土，纳六一泥瓯中，猛火炊之，尽成黄金。复以火灼之，皆化为丹。

服法：服之如小豆大。

主治功用：可以入名山大川为地仙。受《金液经》，投金人八两于东流水中，歃血为誓，乃告之。

出处：太玄部《云笈七签》卷之六十七。

## 合丹法

制法：取水银九斤，铅一斤，置土釜中，猛其火，从旦至日下晡，水银铅精俱出如黄金，名曰玄黄，一名飞轻，一名飞流。取好胡粉铁器中火熬之，如金色，与玄黄等分，和以左味，治万杵，令如泥。更令以涂中，上下两釜，内外各令厚三分。曝之十日期干，无令燥拆，拆即辄以泥随护之。取越丹砂十斤，雄黄五斤，雌黄五斤，合治下筛。作之随人多少，下可五斤，上可百斤。纳土釜中，以六一泥密涂其际，令厚三分，曝之十日。又捣白瓦屑下细筛，又以苦酒、雄黄、牡蛎一片，合捣二万杵，令如泥，更泥固济，上厚三分，曝之十日，又燥。如入火更拆，拆半发者，神精去飞。若有细拆，更以六一泥涂之，密视之。先以釜置铁镜上令安，便以马屎烧釜，四边去五寸，然之九日九夜。无马屎稻米糠可用。又以火附釜九日九夜，又当釜下九日九夜，又以火拥釜半腹九日九夜，凡三十六日药成也。寒之一日发视，丹砂当飞着上釜，如奔月坠星，云绣九色，霜流炜烨。又如凝霜积雪，剑芒翠光，玄华八畅，罗光纷纭。其气似紫华之见太阳，其色似青天之映景云，重楼蜿蜒，英采繁宛。乃取三年赤雄鸡羽扫取之，名曰金液之花。若不成者，更烧如前法，又三十六日，合七十二日，理无不成。要即通火令以时，不可冷热不均，均则三十六日而成，不复重烧之也。釜坼则无神，服之无益。泥之小令出三分，乃佳。又当猛其火，增损之以意矣。平旦，澡浴熏衣，东向再拜，心存天真灵官诸君，因长跪服如黍米，复渐小豆。上士七日登仙，下士七十日升仙，愚民无知，一年乃仙耳。若心至诚竭，斋盛理尽，容旦服如三刀圭匕，立飞仙矣。

但道士恐惧，或虑不精，便敢自服三刀圭，即看神丹烈验。初服三刀圭，皆暂死，半日许，乃生，如眠觉状也。既生后，但复服如前粟米之法，知其贤愚之日限也。凡已死者未三日，以神丹如小豆一粒，发口含服立活。先以一铢神丹投水银一斤，合火即成黄金，不可用，当再火之。金成筒盛丹，《丹经》以绣囊裹之。先净洁作苦酒令酽，不酽不可用也。既成清澄，令得一斛，更以器著清凉处，封泥密盖，泥器四面，使通而半寸许。以古称称黄金九两，置苦酒中，百日可发，以和六一泥用之，名曰金液也。金在醋中，过三七日，皆软如饵，屈伸随人，其精液皆入醋中，成神气也。百日欲出金，先取冷石三两捣为屑，绞三斗冷水，徐徐出金，清一宿，金复如故。初发器中取金，勿手挠之，挠则金软碎坏，若无金者，亦可借用，若土釜大则醋多，不限之一斛也。又随醋多少，或减损金两数也。丹砂、雄黄、雌黄，先捣，下重绢筛治令和合，著密器中。又令器上口如火也。又取云母粉二十斤捣，下细筛，布于地，令上见天。以穿虫桑叶十斤布著云母上，酉时以清水三斗洒桑叶上，即毕。冥出丹砂，露器于桑叶上，发其盖隐彰。日欲出，还丹砂盖，在于室中，别以席覆桑叶于地。如此七日，从甲子斋日始，讫辛未日旦，于是黄龙、云母液尽入丹砂中。天雨屋下为之，露丹砂，当每谨视护，或恐虫物秽犯之多。反侧丹砂，令更见天日。讫，又治一万杵，闭锁。须申时俱纳土釜中，筒令平正。勿手抑之令急，急则难飞。

出处：太玄部《云笈七签》卷之六十五。

## 太清金液神丹阴君歌

金液还丹仙华流，高飞翱翔登天丘。黄赤之物成须臾，当得雄雌纷乱殊，可以腾变致行厨。灵人玉女我为夫，出入无间天同符。其精凝霜善沉浮，汝其震惊必来游。凡六十三字，本亦古书难了，阴君显之。

作金液还丹之道，其方用大铜筒开孔广三寸半，令筒厚四分，高九寸。二枚，其以一枚为盖，盖高五寸也。治熟礜石一斤，铅丹半斤，夫礜石先火烧二十度，捣万杵，又铁器中，猛火九日九夜，复万杵下细筛，调之以醇苦酒，和之如泥，涂铜筒裹，令上下俱厚四分，是第一涂也。修之法，即复当以雄黄、雌黄之精，以醇醋和，复涂两筒，重令厚半分，此第二涂也。第三次霜雪也，其上筒盖亦如下筒法涂之，纳霜雪不满寸半已。药纳霜雪中，以上筒盖之，再用代赭瓦屑如前以涂其会，牢涂之，无令泄，泄则华汋飞去，已复涂之。宜于阴燠洁处令其大干，置于芦苇火、马通火中央，作铁竖安之，筒令去地高三寸，糠火亦佳也。火前后左右去筒皆三寸，不可不审详精占也。如是后至十日更近，左右前后各二寸。如是二十日复便近，火去筒一寸。如是至三十日左右，前后五十日，名曰黄金。黄金者，中神药，可以成黄金也。如是又火二十日，合七十日，药成，名曰赤金。所谓赤金者，此中神药可成赤金，名曰金液还丹。即欲作黄金，取还丹一铢，置一斤铅中，即成真金矣。亦可先纳铅于器中，光火为水，及纳刀圭赤药于其器中，临而观之，五色飞华，紫云乱映，翁郁玄黄，若仰看景云之集也，名曰紫金，道之妙矣。其盖上紫霜名曰神丹，服食以龙膏泽和之，令如大豆大，平旦以井华水服之，日一丸。七十日，六丁六甲诸神仙，玉女皆来朝之，侍左右前后导引。服百日，恍惚往来，无间出入，移时至矣。百五十日，玉女皆谒侍，旦夕为其侍，易形如真玉之色，得变化自在，常见按摩，致诸行厨宝物也。金主为肌肉，还丹为血脉，主致神，上下无极，出入无间，得与日月神相见。又旦旦当漱华池玉浆，便常饱溢。玉浆，口中液也。玉浆主为骨髓筋肉，益人精气上升，不劳不倦，长生久视。龙膏泽者，桑上露，著桑叶上，平旦绵拭取之。煮火干枣取上清汁，合驾羊髓，分等煎以为枣膏，亦可长服，令人填满有美色。铜筒亦可大作，向者所作寸数，是还丹之一剂耳，增损随宜也。

作枣膏法，一剂用三斗大干枣，六斗水煮之，令枣烂。又纳三斗水，又煮沸，合用九斗水。绞去滓，清澄之，令得三斗。乃纳驾羊髓六斗投汁中，微火更煎如饴状。无驾羊髓者，驾羊膏亦得可用。

取雄黄、雌黄精之法，雄黄雌黄各一斤，细捣治万杵，一筛得所用。六一泥故土釜以著其上下合之。即取新烧瓦屑合并和，泥釜固济，无令泄气。曝令燥坼，又泥之。次以苇薪三日三夕，烧釜底及左右也。盛精华上著如霜雪，即成矣。若筒大亦可作，取釜盖上精霜雪者用之。

作霜雪之法，取曾青、礜石、石硫黄、戎盐、凝水石、代赭、水银等七分，合治万杵，不须筛也。以醇醋和之，令淜淜，则淳自适，即置土釜中，封泥皆如泥神丹土釜法。又以代赭、白瓦屑涂，固济，不可令泄也。事事如封前者无异。以苇火炊其下及左右四日四夜，小猛之，神华霜雪上著，以三岁雄鸡羽扫之，名曰霜雪。可加丹砂、雄黄、雌黄三种，并与前分等，合为十种也，名曰金华凝霜雪。如此，还丹之道毕矣。

还丹不先祭，作不成，又斋三日，以清酒五斤、白脯一二斤，祠灶神矣。铜筒用芦苇者，是天马极当用苇耳，要宜须马通火也。苇火自难将视。至于烧雄黄、雌黄之精及烧霜雪，自宜用苇火，不与铜筒火同也。金华凝精霜，正可服使人不死耳，非是霜雪，不中纳著铜筒中用也。霜雪所用曾青、戎盐、凝水石皆贵药，不可用交代，非真则药不成也。《泰清金液神丹》凡五百七十六字，第七字，《金液》凡五百六字，《还丹》凡六十三字。

出处：太玄部《云笈七签》卷之六十五。

# 九转丹

**组成:** 用雄黄、雌黄、矾、汞、戎盐、卤盐、礜石、牡蛎、赤石脂、滑石、胡粉各数十斤。

**制法:** 以为六一泥,固济火之。

**服法与主治功用:** 第一丹名丹华,当先作玄武,用雄黄、雌黄、矾、汞、戎盐、卤盐、礜石、牡蛎、赤石脂、滑石、胡粉各数十斤,以为六一泥,固济火之,三十六日成之,服七日仙。又以玄黄膏丸此丹,置猛火上,须臾成黄金。又以二百四十铢合水银百斤火之,亦成黄金。金成者,药成也,金不成者,药不成也。更封药而火之,日数如前,无不成也。

第二丹名神符,服之百日仙也。行度水火,以此丹涂足下,可步行水上。服之,三尸九虫,皆消坏,其身中百病皆愈。

第三丹名神丹,服一刀圭,百日仙也。以与六畜吞之,亦不死。又能辟五兵。服二百日,仙人玉女,山川鬼神,皆来侍见如形。

第四丹名还丹,服一刀圭,百日仙也。朱鸟凤凰,翔覆其上,玉女至旁。以一刀圭合水银一斤火之,立成黄金。以此丹涂钱物用之,即日皆还。以此丹书凡人目上,百鬼走避。

第五丹名饵丹,服之三十日仙也。鬼神来侍,玉女至前。

第六丹名炼丹,服之十日仙也。又以汞合火,即成黄金。

第七丹名柔丹,服一刀圭,百日仙也。以缺盆汗和之,服九十日仙也,九十老翁,亦能有子。与金公合火之,即成黄金。

第八丹名伏丹,服之百日仙也。以此丹如核许带行,百鬼避之,以丹书门户上,万邪众精不敢前,又辟盗贼虎狼。

第九丹名寒丹,服一刀圭,即日仙也。玉女来侍,飞行轻举,不用羽翼。

凡此九丹,但此得一丹便仙,不在悉作之,作之在人所好者耳。凡饵九丹,欲升天则升,欲且止人间亦任意,皆能出入无间,不可得而害矣。

出处：太玄部《云笈七签》卷之六十七。

## 九光丹法

制法：当以诸药合火之，以转五石。五石者，丹砂、雄黄、白矾、曾青、磁石也。一石辄五转，而各成五色，五色为二十五色，色各有一两，而异器盛之。欲起死人，未满三日者，取青丹一刀圭，发其口，纳之，死人立生也。欲致行厨，取黑丹和水，以涂左手，其所求如口所道皆至，可召天下万物也。

主治功用：欲隐形及先然未然方来之事，及住年不老，服黄丹一刀圭，即便长生，坐见万里之外，吉凶所知，皆如在目前也。人生宿命，盛衰寿夭，贵贱贫富皆知之也。其法俱在《太清经》卷中。

出处：太玄部《云笈七签》卷之六十七。

## 太上八景四蕊紫浆五珠降生神丹方

太上真人所以广昈众天，豁落紫空，晏观七觉，朝游万方，实由四液之飞津，五珠之丹皇矣。遂乘三英以八昈，御飞纲以保真，分神易景，逍遥上清者也。兆观琅玕之华，则降生之丹立焉。既获九真之高章，而九阴之户启矣。长年在于玄览，得道存乎精微。所宜注神真气，栖心冥几。澄五神于紫房，镜混合于太微。月华合于结璘，日晖洞于郁仪。灵变朗于九晨，把凝液以虚飞。玉经唱于朗景，焕龙华于扶希。渺渺奔乎冥汉，天地歔以推移。立变易于圆涂，电散疾于震雷。居洪渊而不溺，践兵刃而不危。将塞也，则万户捷闭，欲通也，则积滞俱荡。沉飞无方，随意所宜，大哉！灵化之丹，与帝一九阴齐其光晖。服尽一剂后，三光而不衰，药名口诀：

第一绛陵朱儿七两，口诀是丹砂，巴越者是也。

第二丹山日魂四斤，口诀是雄黄，取明者。

第三玄台月华三斤，口诀是雌黄也。

第四青要玉女五斤，口诀是空青也。

第五灵华沉腴三斤，口诀是薰陆香。

第六北帝玄珠一斤，口诀是硝石。

第七紫陵文侯五两，口诀是紫石英，好者。

第八东桑童子七两，口诀是青木香。

第九白素飞龙八两，口诀是白石英。

第十明玉神珠七两，口诀是真瑰拾芥者。

第十一五精金羊五两，口诀是阳起石。

第十二雨华飞英五两，口诀是云母，光明者。

第十三流丹白膏九两，口诀是粉霜。

第十四亭炅独生六两，口诀是鸡舌香，味辛者。

第十五碧陵文侯五两，口诀是石黛。

第十六倒行神骨五两，口诀是戎盐。

第十七白虎脱齿四两，口诀是金牙石。

第十八九灵黄童三两，口诀是石硫黄。

第十九陆虚遗生五两，口诀是龙骨，舐之着舌者佳。

第二十威文中王六两，口诀是虎头脑阴骨，捣用。

第二十一沉明合景四两，口诀是蚌中珠子，已穿者亦可用，但令新者。

第二十二章阳羽玄四两，口诀是白附子。

第二十三绿伏石母五两，口诀是磁石，取悬针者可用。

第二十四中山盈脂七两，口诀是太一余粮，取中央黄也。

上二十四味合二十四神之气，和九晨九阴之精，凝液结日月之明景也。以次别捣，从丹砂始，令各四千杵。药皆用精上鲜明者，捣药人当得温慎无多口舌者。当先斋戒三十日，讫，捣药别处盛室，洁其衣服，沐浴。合药可三四人，同心齐意，隐静而处。禁忌之法，亦如斋禁例，捣药都毕，以药安著釜中。安药次第之法，先纳丹砂，次纳雄黄，次纳雌黄，次纳空青，末后乃纳太一余粮，太一余粮在众药之上也。二十四种都毕，皆当循次令竟釜中，以小柳箆子按令相薄。又以水银五斤灌诸药之上，都毕，又徐徐安上土釜，以黄丹泥泥其平际，以牡蛎泥泥其外际一寸，阴干十日取燥坼。又上泥之，毕，又通以牡蛎泥泥其外面，上下四边，厚六分。又应先，土釜内外。

出处：太玄部《云笈七签》卷之六十八。

## 合和品

组成：取其真铅一斤，反玄真绛霞砂中紫金十五两，硫黄五两。

制法：二物各别于其锅内消为汁，乃均合一处，去火，急手炒，令为细沙，入硫黄五两，三物于钵中熟研之一日，然后迁于鼎中，运火烧之六转，每转添阳。炉鼎火候，列在于《火候品》中。然大丹先受于天，运之于人，养育运炼，累积正阳，内含水火，外含三光，五神混蒸，或乃轻扬。化赫成丹，还归南方。清澄优游，坐紫微堂。此亦犹内外火运转感化而成大还丹也。

出处：太玄部《云笈七签》卷之六十八。

## 阴阳制伏及火候飞伏法

制法：如玉座光明砂一斤，制之用石盐六两，黄英、化石各二两。座外生光明砂一斤，可用石盐及马牙消各四两，黄英、化石各一两。白马牙砂一斤，用石盐、马牙消各二两，黄英、化石各三分；紫灵砂一斤，石盐、马牙消各二两，黄英、化石各三分；如溪土杂类之砂力小，每一斤可用石盐及马牙消各二两制之。其所用石盐和黄英、化石，钿研为粉，入锅，以文火养一日，即鼓成汁。后和马牙消，重烧令赤。先用砂盐鼓成汁后，方入前药用之。其光明砂大者，须打碎如江豆大小，然后入于土釜中。先下石盐，次下马牙消，和水，文武火昼夜煮三十日，不得火绝。日满淘澄，取砂入于鼎中，用阴阳火候飞伏，其鼎可受一升。且鼎者有五：一曰金鼎，二曰银鼎，三曰铜鼎，四曰铁鼎，五曰土鼎。土鼎者，瓷器是也。入砂于鼎中，用阴阳火候飞伏之。

出处：太玄部《云笈七签》卷之六十九。

## 飞伏法诀

制法：五日为一候，三候为一气，用八气、二十四候、一百二十日周而砂伏火毕。每一候飞伏去五日内，四日用坎卦，一日用离卦。坎卦者水煮四日，离卦者阳火飞之一日。初起阳火，用炭七两，竖安鼎下，须熟炭七两，不得增减。每一转后，却增炭一两飞之，增炭至五转后，忽有黑气和汞霜飞出。则收霜，和鼓了石盐半钱，重于钵中，以玉槌轻手研之，令汞入尽，即依前却安鼎中，用坎离火候飞伏。至十二转后，每转加炭二两，使入鼓了石盐半分，作粉铺安面上，合有汞霜可二两来飞出，其霜虚光，鼎中药色渐欲黄紫。收其霜及汞，和石盐一钱，重于钵中熟研了，入鼎，依前火候飞伏。伏至十八转，加炭三两，其药色欲赤。至二十转后，每转增炭四两，只有半两以下汞霜飞出，其霜坚硬如青金片，黄白光明，亦和石盐于钵中研之，入鼎飞伏。伏至二十四转，其砂候足，伏火毕矣，而色红赤，光明可观。其砂伏了，更须用盐花包之，重以黄土泥裹紧固济，入阳炉，武火白烧之。三十日后，出砂，安淡竹筒中封之，入寒泉中深埋三十日，然后淘研，轻飞者分抽服饵；沉重者即鼓成金汁。且上品光明砂伏火了，其色红赤，淘澄，下可有金星砂六两，光明灿烂。中品马牙砂伏火了，色红鲜，淘澄，下有金星砂四两。下品紫灵砂伏火了，色稍紫赤，淘澄，下亦有金星砂三两。如溪土杂色之砂伏火了，色或赤，亦无光彩，下无金星砂。上古高仙，皆炼服其真丹砂而道成也。其上品光明砂者，即是真砂也。贤明之者，须在意采索其真精，然可合还丹耳。且伏火丹砂出寒泉了，可便镕鼓，令见真宝。

《熔鼓诀》：每一两伏火丹砂可用盐花半两，置盐花于锅底，次入伏砂于锅中，候锅及砂与火同赤，然后鼓之千下，即金汁流注，名曰白银，而面上黄花漠漠润泽，光芒可爱，是天地之中至真之宝也。

服法：如将服饵，分抽取一两，作三百六十丸，丸用枣肉和之为丸，每日服一两丸。欲服此丹砂，先须洁斋七日，然以晨朝东向，虔心叩请告：

三清紫微真君、太一真人、先师仙官、水火之灵，愿服此灵砂丹于五内，永保形神，合于至真。咒毕，礼拜七拜，然后服之。凡服丹砂后，不得吃臭秽陈积之物，及诸生血家属之肉，生死之秽，尤不可观。

主治功用：阳精好洁，阴尸好秽。常须虚和其志，澡雪其形，以助阳灵之真气也。自然神怡体清，而神仙可俟也。

出处：太玄部《云笈七签》卷之六十九。

## 化宝成丹诀

制法：将其丹砂中白银四两打作锅子，安一通油瓷瓶子中，其瓶中可受一升，其宝锅子可瓶子底大小。先将此银锅子著北庭砂一两、石盐一两、麒麟竭一分，三物和研，以苦酒调如膏，涂于锅子四面，令干，以黄土为泥包裹之，可厚一寸二分，便于糠火中烧三七日，然后白炭武火烧三日，去泥，取宝锅子安瓶子中，入真汞，须是本色丹砂中抽得者，同类感其气，而转转生砂。故上仙真经秘而不泄者，为此子母之法，恐凡愚之心见知也。然入真汞于瓶子中后，即著水五合，常须添瓶子中至五合，莫令增少，文火养一七日后，令干，固济其口，便以武火迫之三日，而红黄砂涌出于宝锅子之上，将其砂又依前添汞，常令有汞八两在瓶子中，不得增减，亦依前用文武火候养迫，令生砂出，即收之。每四两宝计收砂一斤，其宝即枯干焦脆，而精尽化为砂，瓶子中每只余二两青黑灰耳。将其砂依前篇入药，煮三十日后，淘取入鼎中，还以阳火候飞伏，五日为一候，一百日足，其砂伏火矣。火候加炭两多少，一依前篇。飞伏五日，为其砂伏了，不用著盐，包裹烧之，便可。《镕鼓诀》，得亦依前篇，盐为使，引令金汁流注。此宝砂一斤，修炼而得十五两，伏火鼓得黄花银十三两，色黄光浮，容体润泽，而内外黄，名曰黄花银也。

服法：如将此砂服饵，入寒泉，出火毒。寒泉法：入土深埋三十日，出后淘研，用枣肉为丸，每两亦作三百六十丸，每日清晨东向，虔心服一丸。

主治功用：服此宝砂丹后，自然虑静神清，浊气不入，而志不扰，则渐证于神仙之阶也。

出处：太玄部《云笈七签》卷之六十九。

## 英砂诀

制法：用蒲州石胆一两，石盐一两，硇砂一两。共三物，和苦酒研调如膏，涂其锅子四面，令药尽为候。候干，以黄泥为球包裹，于糠火中烧二七日后，用白炭武火烧之一七日，去泥，出锅子，依前安入通油瓶子中，入真汞四两，清水五合，文火养之二七日后，更添汞四两，又文火养一七日，候干，紧固济，武火迫之一日，其砂涌出于宝锅之上，而红黄映彻，光耀不可言。而乃收砂添汞，计取砂可得一斤，则数足。便将其砂入于鼎中，依前篇用火候飞伏，亦五日为一转，内二日用坎卦，即水煮之，三日用离卦，即阳火飞之三日，初起阳火，可用炭七两，每一转后即增炭二两，至七转后，有汞霜飞出，可二两来，其色黄赫，紫光烁烁，飞在鼎盖之下。收其霜于钵中，用蒲州石胆一钱，重和苦酒及砂，以玉槌轻手熟研之，相入后，却入鼎中飞伏，伏经十八候，九十日足，其英砂伏火毕，分毫无少，便可熔铸，亦依前篇。用盐花引鼓之，即宝汁流下，而清英光润，名曰青金。青金者，是阳精渐著，从兑见震，然坤归离，此是阳精变转巡历之终始也。

服法：如将此英砂服食，每两先用余甘子半两，生甘草二两煎取汁，于白银器中煮二七日后，澄取砂，入安淡竹青筒中，入土深埋，三十日后出，以枣肉和为丸，每两亦分为三百六十丸，每日清晨东向，叩告三清上圣仙官。

主治功用：然可服此英丹后，自然嗜欲无婴，荤血不入，端居净室，而神和体轻，与真人为俦矣。

出处：太玄部《云笈七签》卷之六十九。

## 妙化砂诀

制法：将青金四两还打为锅子，用赤盐半两，石硫黄半两，大硼砂半两，北庭砂一两，蒲州石胆一两。凡五物，和苦酒研为泥，涂其青金锅子四面，以炭火炙，渐渐逼令药泥尽干为候，一依前篇，用黄泥为球包裹之，以糠火中烧二七日后，即白炭武火烧之一七日毕。去泥，出锅子，依前篇安瓶子中，入真汞四两，清水五合，不得增减，养之二七日后，更添汞四两，又火养经七日后，令干，固济之，以武火迫之一日，而妙砂涌出，可有四两，即收之。更添汞四两，亦依前文火养之，令生砂，出即收取，计收砂一斤，即数足矣。其砂入鼎中，依前篇用火候飞伏，亦五日为一转，内二日用坎卦，是水煮，三日用离卦，则阳火飞之。飞伏火候，一依英砂篇中用火加增炭数多少，经十六候八十日，而妙砂伏火毕，则金星光璨映彻，红耀不可言，为至英至妙之丹砂也。如将熔铸，亦须用盐花为使，引令金汁流出，便成黄金。其金凝黄皎洁，精彩光耀，既至坤形，离精渐见，故经曰：从阴而返归阳，自浊而返归清，此则是阳气变炼，合于真妙，而自然位至神仙也。

服法：若将服饵，每一两先须余甘子半两、生甘草一两、紫石英一两煎取汁，于宝器中煮二七日后，亦入淡竹青筒中，入寒泉埋之，三旬后出，以枣肉和为丸，每两分为三百六十丸，每日晨朝向东服一丸。

主治功用：自服此妙砂后，渐渐精思通彻，浊滞之气消革，则形神虚白，洞合于至真，自然超其玉京，而会金阙也。若志士得其含元炼真之诀，如神仙之事岂远哉？

出处：太玄部《云笈七签》卷之六十九。

## 化灵砂诀

制法：取砂中黄金八两打作圆鼎，可受四合，又将二两金为鼎盖，其鼎内先著石硫黄一两，赤盐一两，北庭、大硼各半两，共四物，和苦酒研如泥，涂于鼎内及盖内外，调匀，药尽候干。即以黄土为泥包裹之，可厚一寸，文火四面养之三七日，以不通手为候。三七日后，渐以武火迫烧一七日，昼夜不令绝火。七日满，寒之去泥，重以甘土泥其鼎外可二分，即悬安炉中。其鼎下周回令通安火，便入真汞四两于金鼎中，著水二合，以盖合之，火养经七日，其鼎下常有熟炭火五两，不得增减。其鼎中续续添水，长须二合，不得令干，在意消息，莫遣失候。七日后，更添汞四两，又依前文火养之，七日后令干，紧固济其口，即武火迫之一日，便生红光灵砂，可收得五两红砂。即须臾入真汞五两于鼎中，鼎中常令有炭八两，不得多少，亦文火养之，七日后令干，即固济之，便武火迫之一日而生砂，砂出则收之。更添真汞于鼎中，又文火武火养迫，令生砂，砂出收之。此一鼎中，计收砂得三十两便止，则数足矣。其金出砂后，精竭而枯脆，无光泽之色，秤只可重四两以来耳。其精华与汞相感结，尽化为灵砂也。故经言：真汞者，皆是本色，丹砂中抽得汞添用之。若伏练光明，为药头者，即光明砂中汞，转转添用，如用白马牙砂为药头，取白马牙砂中汞添用变转。如将紫砂为药头者，即收紫砂中汞添合，如溪土砂中所出汞者，名为杂类，气色终不相感。且光明砂一斤，抽汞可得十四两，而光白流利，此上品光明砂，只含石气二两；白马牙砂一斤，抽汞得十二两，而含石气四两；紫灵砂一斤，抽汞得十两，而含石气六两；上色通明一斤，抽出汞只可得七两，而含石气九两。石气者，火石之空气也，如汞出后，可有石胎一两青白灰耳，亦于前宝砂篇中略述，真汞之诀而未周细，郑重言之，所是抽汞用事，具列于《金丹前章》之上品也。其黄金鼎中抽收得灵砂三十两，数足讫，不用阴煮，便依前篇用阴阳火候飞伏。还五日为一候。内一日用坎卦，是水煮一日；四日用离卦，即阳火飞之四日。初起阳火，用炭九两，每转后增炭二两，至五转后每转增炭三两，便有五彩金辉霜三两飞出。收其霜，和砂于钵中，著蒲州石胆半分，黄砜一分，和苦酒熟研之半日，依前安鼎中，用坎离二卦火候飞伏之。经十四候，七十日足，其霜砂伏火毕。砂既伏火，金彩光辉，色如石榴花，精彩璨璨，光曜日月，一切毒龙蛇神鬼见之潜伏，目不敢举，可得言至灵哉！其砂灵而难鼓铸，若欲熔之，先于洁净之处，取净土为锅炉，绝诸秽杂，用盐花和灵砂等入锅，鼓之二千辅，始得消熔，即金汁流注，凝而鲜焕，名曰红金。红金者，是阴魄之气，变炼而尽，正阳之精，挺立而垂光，此是阳灵之真金也。

服法：如将服食，一依前篇，用余甘子、生甘草、紫石英煎取汁，于宝器中煮二七日，火候药数多少亦依前篇。煮了，入安竹筒中，固济其口，入土深埋三十日，出之，以枣肉和为丸，每两丸作三百六十丸，丸如麻子大。每日清晨洁心东向，启告三清上帝君真仙官众，然后叩拜而服之。

主治功用：即得心神明达，彻视表里，身生红光，而调合于至真也。

出处：太玄部《云笈七签》卷之六十九。

## 化神砂诀

制法：取前灵砂中红金九两，铸为宝鼎，可受五合，又将三两作宝盖盖之，其鼎内亦先著石硫黄一两，大硼砂一两，赤盐一两，北庭砂一两，共四物，和苦酒熟研如泥，涂其鼎内及盖周回，令匀尽为候，候干，以盖合之，著黄土泥包裹，可厚二分。为则一依前，文火养之二七日后，即武火迫烧之七日，令与火同色赤后。令去黄泥，重以甘土为泥，泥其鼎外，可厚三分，即置其鼎于炉中，入真汞六两入鼎中，用水三合，徐徐添之，不得令干，文火养七日后，更入汞三两，文火养之三日，候冷，又固济封闭，令紧密，即武火迫，经二宿，即尽化为红光神砂，收砂。又添汞八两，依前文火养七日后，便武火迫二日，亦化为砂，收之。又添汞七两，亦以文火养之，武火迫之，令生砂，砂出即收。又添汞五两，亦文火养之，武火迫之，令出砂，收之。又添汞三两，亦依前法文武火候养迫之。计前后收得神砂，可三十二两，足即止。将其砂入石硫黄四两，蒲州石胆二两，和于钵中，熟研半日，便入安宝金鼎中，阳火飞伏。其阳火者，纯离卦火候伏之，还五日一候。初起火用炭九两，每一转后加炭二两，每转转出砂于钵中熟研之，却入鼎飞伏，至六转后，每转加炭二两，如有绛金霜飞出，其霜红赫照曜，光彩射目，收其霜于钵中，和砂用蒲州石胆一分，和苦酒熟研之半日，却入安鼎中，用火候飞伏，伏经十二转，六十日足，其神砂伏火毕矣。其色赫奕含辉，紫光洞彻，不可言尔。若得熔铸诀，一依前《灵砂篇》法度，和盐花鼓之，即宝汁流注，凝成赤金，精光如火，故号曰离，巳之金者，神也。其丹砂便可以服饵，每两亦分为三百六十丸，以枣肉和之为丸。

服法：服饵诀一依前篇。

主治功用：且服此灵宝神丹后，自然神灵骨轻，身有光明，足蹈真境，而为上仙也。

出处：太玄部《云笈七签》卷之六十九。

## 化宝生砂诀

制法：取前篇神砂中宝金一斤，铸作圆鼎，可受七合，又将宝金五两为鼎盖。其鼎内先须用石硫黄四两、赤盐二两、北庭砂二两、大硼砂一两，共四物，以苦酒和研如泥，涂其鼎内，以药尽为候，候干则盖合之，黄土为泥包裹，可厚一寸，依前《神砂篇》，文火养之二七日后，即武火烧七日，寒之，去其黄泥，重以甘土为泥，泥其鼎外周回，可厚二分半，即安炉中。入真汞十二两，于鼎中，著水三合，不得遣干，徐徐添水，则以盖合其鼎，文火养之七日，其鼎上常令通手为候。七日养，候干，紧固济其口，肌渐渐武火迫之三日，开鼎看之，其汞即尽化为绛霞玄砂也，其砂不得收之，便更添汞九两，亦依前，文武火候养迫之，日满开看，又尽化为砂。又添汞六两，于鼎中固济，文武火候迫促之，日数足，又开看，亦化为砂矣。更添汞五两，还以七日文火养之后，即武火迫之一日而成，其砂红紫，五彩霞光晃耀在其鼎中可三十二两，分毫无失，又出其砂于钵中，用石硫黄七两，以玉槌细研之一日，却入于此神砂赤金宝鼎中，固济其口，令紧。用纯阳火候伏之，七日为一转，即开之，出砂，和苦酒一合熟研，而却入鼎飞伏，七日为一候。初起火用炭十三两，每转加炭一两，至三转每转加炭二两，便有五色轻鲜绛霞霜二两飞出，于鼎盖之上，连连如麦颗，即收之。和砂于钵中，用蒲州石胆半两、苦酒二合熟研，却入于鼎中飞伏，经七转，转转须开看，即入石胆、苦酒和研，方可入鼎中伏之，伏经七转四十九日足，其砂伏火毕矣。便以武火烧之一日，可用炭二十斤，分为四座迫烧之，然后开之。一日开鼎看，其玄真绛霞之砂，文彩辉赫杂错，霞光洞曜于日月，可言至灵哉！极阳玄元之砂丹也。如熔铸玄真诀，用盐花和，鼓引令宝汁流注，而凝紫光耀，名曰绛霞之紫金也。

服法：若将服饵，即以枣肉和为丸，每两亦分作三百六十丸，每日清晨东向服一丸。

主治功用：服此丹砂后，倏忽则合形而轻举，驾飞龙游于十天八极之外，岂不优游哉！此玄真丹砂一丸，点汞及铅锡铜铁一斤，立化成紫磨黄金，光泽不可言耳。余自神道设教，启于玄慈，悯在俗之贤明，而述为七篇二章，此篇本从《大洞宝经》中《仙君九品幽章隐文炼真妙诀》所出，禁文甚重，非贤莫传，岂顽愚悖戾行尸秽质之徒见闻耳，深可忌之哉！恐泄上古仙圣之真妙也。

出处：太玄部《云笈七签》卷之六十九。

## 太一玉粉丹法

组成：朱砂一斤，雄黄一斤，玉粉十两。

制法：上玉粉极硬，难捣，但以生铁臼捣之，以轻疏绢罗之再度，即得入用。磁石粉十两，其性极硬，亦依玉粉法治之，以水沉取细者用之，筛用亦得。

紫石英五两，白石英五两，银粉五两，空青十两，流戾雪一斤用银雪。

上以打作薄，以河东盐合捣研令细，绢筛下，不尽者，依前更著盐研筛，以尽为度。即以药末等和，以酽醋，微湿拌之，曝干，可十遍余上。先以白盐为藉，次布药末等，讫，又以盐覆之。即以上下釜相合，以六一泥固济，以文武火九日九夜，寒之一日一夜，开看：焕彻如寒霜素雪之状，又似钟乳垂穗之形，五色备具，无可比象。又更还取药三遍，以醋拌，如前以白盐末覆藉，一依前法布之，更无别异。如此可四五转讫，一依炼《金英丹法》炼之讫，然后将服。

主治功用：其势力不若金英丹，二种药并能延人寿命，愈疾。除此一小有陈丹消毒之者，并幽深难解，自非妙闲诀法，岂造次而可悟也？今所陈列，一无隐秘，冀有雅好之士，请于此无惑焉！

出处：太玄部《云笈七签》卷之七十一。

## 太一三使丹法

组成：水银霜一斤，朱砂十两，石亭脂十两，雄黄十两。

制法：上朱砂等三味别捣讫，和，布置不异前法，还以银霜布诸药上，帛覆之，合上下釜，固济飞之。凡用猪负革脂者，是老母猪近脊梁边脂也。

出处：太玄部《云笈七签》卷之七十一。

## 造紫游丹法

组成：朱砂、雄黄、曾青、石亭脂各五两。

制法：上别捣研，水银十两别研；石胆三两，别捣筛；白石英别熬令沸，尽取三两，此别味恐是错，多是曰矾，石英不沸也；阳起石三两，别捣；石胆六两，别捣筛，取东岳者用之；矾石五两，直尔筛，生用之；朴消六两，别研筛；磁石三两，别捣筛；又朴消三两，和诸药。余三两，用覆诸药上，自外者并依前法治理，如前醋拌，令依法十遍余止，其布置飞炼日数重转，一依前，无异同也。凡承前以来飞炼诸药等精讫，皆须重转三两度，然可堪用。比见丹无验，唯觉毒害者，为转数不多，所以无验矣。但飞炼未曾重转者，如此杂石未得丹者，气盛在药中，不毒何待？然圣人设法，意在救厄难。且世中庸愚，情在名利。先不闲药理，复不究方书。或见浅方，或闻传说，因即孟浪顽心，自谓更无比类。复有无知之辈，视听未弘，疾疹既缠，岂与力惜未之于彼！又偃仰风神，旨在得物，为未欲，愧于容色。余亦不欲论之于此。然性命之事非轻，但杂石稍堪服食，实为非久，请有道君子审而详之，忽有失理于毫一微，幸改之从正耳。

出处：太玄部《云笈七签》卷之七十一。

## 造小还丹法（一）

组成：水银一斤，石硫黄四两，光明砂三两，犀角末四两，麝香二两。

制法：水银一斤，石硫黄四两，飞炼如朱色，依大丹法出毒了研如粉，光明砂三两，别捣研，犀角末四两，别捣研，麝香二两，别研。上五味搅和令调，以枣肉和为丸，如大麻子许。

服法：每食后一丸。

主治功用：去心忪，热风鬼气，邪疰虫毒，天行瘟疟，镇心，益五脏，利关节，除胀满心痛，中恶，益颜色，明耳目。热毒风服五百丸，瘟疟服一百丸，天行饮下十丸，虫毒准上，心忪二十丸，每食后只可二三丸，不可多服，垒至如前，功能不可具载。略而言之，余依本草。

出处：太玄部《云笈七签》卷之七十一。

## 造小还丹法（二）

组成：石亭脂四两，水银一斤，铅黄华三两，金一两。

制法：上水银、金、铅黄等，加功细研，取大铁瓶莹磨之末。硫黄三两，先布瓶下为藉，次下前三味，讫，又布余一日，硫黄末为覆，次下盖。都毕，以六一泥固济，火先文后武，七日七夜止。又寒半日开之，其中尽化为丹，焕然晖赫，光曜眼目。准此丹一两，用牛黄、麝香各半钱，重于洪州土钵中，以玉槌研之极细，用枣瓢丸如梧子。

服法：每日食后，枣裹之食三丸。

主治功用：治风癫痫，失心鬼魅魍魉等，久服凝骨髓，益血脉，润肌肤，出颜色，安魂魄，通神仙也。

出处：太玄部《云笈七签》卷之七十一。

## 造艮雪丹法

制法：汞一斤，以炼成十三两锡，破以次计之，实时合者八两汞、六两半锡，其中杂药，谨录如下：吴白矾六两，于铛中熔，以火熬沸，尽使干讫，即捣筛为末。用此炼白矾，今时炼六两秤得五两，黄矾四两为末。于铛中熬使干，更捣筛为末。太阴玄精二两，捣筛为末。朴消二两，捣碎熬使水气尽为末。伏龙肝四两为末，取一两和盐及诸药。增盐六两，捣筛为末，于铛中熬取干。初炼锡三遍讫，更熔，投好醋中杀锡毒，更于铛中熔讫，以水银投锡中，以铁杖搅使相和置薄，掘地作浅坑子，以一张纸藉下，取写勿流于地上，纸上留者，水银和银是也。仍以好醋喷之使湿，即急盖其上，次熬盐使干讫，取黄矾、白矾、伏龙肝二两总和捣，勿留于臼中，捣之为末，以粗筛度之，入少许醋拌，勿使湿；取二两伏龙肝，藉釜下，铁匙按之，使平实；次以盐燥末二匙，按使平实；次朴消，还以匙拨使平实。即纳药，但平拨，不须实，以匙多少泯使平整。即以盆子覆上，固济使密，著火三日两夜，开药收取。如恐不尽，所有恶者并铛中药滓，总和于一小盆中，取少醋喷之，使才润，细研之讫，以一匙纳底，盖盐，依初飞法固济讫，著火两日一夜，即开看，所有水银并皆尽矣，取药即休。

服法：飞药三两转以后，可研令极细，以枣瓢和为丸，丸如麻子大，每日服四丸。若不觉有异者，渐加至六七丸。每旦服之，不过三二丸。其药性微冷，若先患冷疾，不宜服之。治传尸、疟瘴、疠时气，一切热病，入口立愈，神效。若用入面脂，治酐黯。太阴玄精出河东解县界，盐池中，水采之，其色理如玉质无异，其形似龟甲，以殊黑重者不堪，黄明者上也。

主治功用：此药主镇心安脏，除邪瘴恶气、痊忤、风癫、风痫等疾。

出处：太玄部《云笈七签》卷之七十一。

## 造赤雪流朱丹法

制法：雄黄一斤捣，轻纱筛讫，以苦酒拌和之，令浥浥，日干，干更拌，如此十遍止。与白盐末拌和，以盐覆藉，固济，一日一夜后，以微火炙六一泥，令极干。渐加火，勿须猛，更一日一夜。即加猛火，令其下釜旦暮常须与火同色，不得暂时令火微弱，如此烧三日三夜止。寒之一复时，开取上釜药精，更微研之。下釜余滓亦捣，以药精相和，饭拌令泡泡。依前布置，文武火一如前法烧之。药成，焕然晖赫，并作垂珠色丝之状，又似结纲张罗之势，光彩鲜明，耀人目睛，见之者不觉心神惊骇，惟宜安心。

服法：有卒暴之病，及垂死欲气绝，及已绝者，以药细研之，可三四麻子大，直尔鸡子黄许酒灌之，令药入口，即扶起头，少时即瘥。其口噤不受药者，可斡上齿而灌之，令药入口，以手按之下腹，及摇动之，使其药气流散，须臾即苏。

主治功用：治其鬼邪之病，小小疟疾，入口即愈。此药神验，不可俱说，但恨造次，无人解炼用之。

出处：太玄部《云笈七签》卷之七十一。

## 炼太阳粉法

组成：石亭脂十斤，盐花五升，伏龙肝二斤，下味三斗。

制法：上石亭脂破如豆大，用盐花和下味煮之七日七夜，其脂以布袋盛之，慎勿令著铁，煮毒性尽出，研，和前伏龙肝令均入纳釜中。先布盐花，安亭脂尽，上还将白盐为盖了，固济之，三日三夜文武火，依前法煅讫，寒之半日开。

服法：服之法，令研粉令极细，以饭和为丸，丸如梧桐子大，每日空腹服五六丸，酒送之，若兼余草药为丸，服之益佳也。

主治功用：谨案《本草》云：石亭脂味酸，温，有毒，主治妇人阴蚀、疽痔恶血，坚筋骨，治头秃、心腹积聚邪气、冷癖在胁、呕逆上气、脚冷疼弱无力，及鼻衄、恶疮，兼下部漏疮，止血杀疥虫，治脚气。男子阴痿、阳道衰弱，妇人体冷血气、腹内雷鸣，但是患冷，诸药不能疗者，服之不过三五日愈。

出处：太玄部《云笈七签》卷之七十一。

## 造金丹法

组成：黄金八两，错碎为末；水银八两，以前金末水银搅一宿，化为泥；雄黄一斤；雌黄一斤。

制法：上以前雄雌二味细研如粉，乃和之，皆于六一土釜中密固济，炭火九日九夜煅之，寒二日，刮取飞精。先别作筒，用淳左味铅钗丹作泥，涂筒，裹令极干。又以下味飞精如软泥纳筒中，坚之。以铜盖覆上，六一固济。作铁钩悬筒，令底去地二三寸，马通火煴之，常令筒底微煴六七十日。寒之，发取药赤如丹，即成也。更研治，以枣瓤和丸如小豆大。

服法：旦以井华水向日服一丸。

主治功用：七日玉女来侍，二百日行厨至，三百日寿与天地齐。此方似金液而小异，若马通难得，用糠火亦得也。

出处：太玄部《云笈七签》卷之七十一。

## 造铅丹法

组成：铅四斤，水银一斤。

制法：铅四斤，炼熟使；水银一斤，盐研令净。

上取黍谷二斗蒸之，令破蒸熟，以醋浆水投谷中，密盖五六日，令为醋。次用车辙中土，筛安盘中，搅和似煎饼面。取铅销之，投泥中拌半。即于好铛中，更洋铅令销，暖汞投一斤铅中，待泻凝，以绳子系之，悬于铛中二七日，其精自下醋中。收淘洗令净，和朴硝、硝石各一两，如飞丹法三遍，飞之，每转三日。收取精，以饭和为丸，丸如麻子大。

主治功用：治一切热及鬼气、癫痫病及疟疾。每有诸热病者，皆治之。

出处：太玄部《云笈七签》卷之七十一。

### 炼紫精丹法

组成：水银一斤，石亭脂半斤。

制法：以上二味入瓶固济，用黄土纸筋为泥，泥瓶子身三遍，可厚一大寸，以上用瓷盏合瓶子口，以六一泥固济之，可厚半寸。用火三日三夜，一日一夜半文，一日一夜半武。日满出药，打碎，取新青竹筒盛，和醋于筒中，又于火釜中重汤煮之三日夜，常令鱼目沸，日满，以冷水淘去醋味，曝干一日，还纳筒中，以清水和朴消，如前煮一复时，出药，净淘，曝干，捣为末极细，用枣瓤和少麝香丸之。欲丸时，和少酥及用涂手，不然即著手。丸如梧桐子大。

服法：每日食上，服之五丸。

主治功用：去诸风疾，明目补心。二斤以上变白，功力既多，卒难陈述。忌与流珠方同，亦用麝香一钱秤之。流珠方在后。

出处：太玄部《云笈七签》卷之七十一。

### 造流珠丹法

制法：硫黄一斤，铛中以小麻油煮之，取黑为度；即用灰汁煮之，去油讫，即研盐，于铛中伏之，用六一泥固济铛口，以文火经一日两夜，又用武火渐加，以铛赤为度。去火，待寒出药，清水淘去盐味，取酒七升，蜜半升，亦云一升蜜，一如紫精丹法煮之，三日三夜。出药，清水淘去酒味，曝干捣筛，以枣瓤丸之，更捣五六千杵，至万尤佳。丸如梧桐子大。

服法：空心服，每日三十丸，觉热即减至十五丸。

主治功用：长年服者，每日只可五丸。所有冷风等病，无不愈者，忌蒜、米醋。

出处：太玄部《云笈七签》卷之七十一。

### 七返丹砂法

组成：汞。

制法：汞一大斤，安瓷瓶子中，瓷碗合之，用六一泥固济，讫，以文火渐烧，数至六七日，即武火一日成。如此七转，堪服。其火每转须减损之，如不减，恐药不佳也。

出处：太玄部《云笈七签》卷之七十一。

## 造玉泉眼药方

制法：上取水精二两末之，乳半合和，瓷瓶中盛之，蜜固济，勿泄气。埋地下百日，出之，置一灶孔，熏之一日。开之，青白如玉。取铅锡成炼者二斤熔之，以此药丸如梧桐子大，投中搅之，为真白矣。若眼不见物及赤，但不损睛，取一丸如黍米大点目眦，尤良。

出处：太玄部《云笈七签》卷之七十一。

## 太山张和煮石法

组成：章柳根六斤，杏仁五升，酸枣仁五升，槐子一升，别捣。

制法：上三味先捣，槐子以水搅之，去滓取汁，和前药，内不津器中，埋舍北阴地，入土一尺，以土覆之，百日发取，名曰太一神水。取河中青白石如桃李大者五升，取北流水九升，煮之一沸，以神水二合搅之，又煮一沸。

服法：候石熟，任意食。

主治功用：食之五日后，万病愈，一年寿命延永，久服白日升天矣！取神水二升，渍生铁二斤，十日化为白银矣！

出处：太玄部《云笈七签》卷之七十一。

## 添离用兑法（一）

组成：离一两，兑半两。

制法：石以埚洋之，先下离，次下兑，取柳木搅令均；次下黄矾一分，准前搅之令均，泻出成锭。取黄土和下味作埚，干之，即取黄矾、硇砂、胡同律各一两，赤土一升，和下味为泥裹之，内中三四，固之令密，火之十余遍，以毡拭令黑，气尽为度。如难尽，取赤盐和下味为泥裹之，乱发缠之，入火烧之，其赤盐作声，如是更为数遍，以黑尽为限。然取硇砂作浆，牛粪火烧之佳也。

出处：太玄部《云笈七签》卷之七十一。

### 添离用兑法（二）

组成：离一两，兑七钱，熟铜一钱。

制法：上合洋成铤，待冷，又入火烧之，令极热。投马通中冷，将锤锤之，入火烧之，又锤，令离锭薄如纸。剪破如指大，取黄矾一升末之，同律三分，硇砂二分捣为末，取黄土为泥作埚子，埚子盖之讫，布离叶于中，以前药重重裹之，密固埚口，于牛粪火中烧之一日一夜，常令埚赤，以好为度矣。

出处：太玄部《云笈七签》卷之七十一。

### 添离用兑法（三）

组成：离兑对作，波斯盐、绿赤土、胡同律、硇砂等分。

制法：以下味为泥裹之，厚三分，猛火火之，如此五十遍以上。即以金牙一两末之，以浆水三升煮之，从旦至暮时，以布裹离，横木悬之，勿使著器，任用之。

出处：太玄部《云笈七签》卷之七十一。

### 添离用兑法（四）

组成：硇砂一两，紫铆一两，石胆一分，胡同律一两。

制法：上以猪脂和为泥樏埚底，洋离出之，如朱而光，洋了为薄锭，以赤土十两末之，风化灰三两、硇砂三两、赤盐五两、赤石脂五两、石盐三两，以上药必须精治之，以下味和为泥，可离锭大小布纸上，厚一二分，裹三锭寸，洋火之，以赤烟尽为度。开之，以下味洗之，准前裹火之，以浆洗之三十遍，即表里赤光，为梵天宝也。

出处：太玄部《云笈七签》卷之七十一。

## 伏汞要法

组成：乌头、赤石脂、石盐、白盐、胡椒、雄黄、荜拨、黄矾石、黄硇砂、黑盐。

制法：上捣为末，以下味和为泥，团作锅形，以汞置中，巾裹之，以横木穿之，入釜煮以下味，三日夜出之，入霜钵中；还以下味和乌头、硇砂、云母等分研之，七日三易药，洗之以油盐。硇砂少许，入釜中煮之一日夜，任用也。

出处：太玄部《云笈七签》卷之七十一。

## 素真用锡去晕法

制法：上以取白不限多少，打令薄厚似纸，方二寸，十斤以上始可为之，多则热气相蒸，少则不堪。取一瓷器，可物多少令满，从下布之一重蒜韭，如此重重相次，令满，器口大小盖之，漆固令密，埋地中。经百日出，即成，不得欠一日。其马通屋下安置，日满出之。熔一斤和上鍮一两，若软加鍮，坚加白。其蒜取赤皮者佳，左味取三年者然可用，著少盐一如食法。

出处：太玄部《云笈七签》卷之七十一。

## 素真用兑添白铜法

组成：白铜一斤，锡一两。

制法：上令洋之泻酒中，出之打破，取伏汞一两，胡同律二两，油脂一升，煮令脂尽，胡粉色赤，即伏火。即以前兑体熔之投水中，取白黑二矾、胡同律、硇砂、白盐各二两合洋之，泻安铤池中，成矣。若脆不任用，即火之令赤，投牛脂中，十遍即柔矣。

出处：太玄部《云笈七签》卷之七十一。

## 赤铜去晕法

制法：上取熟铜打作叶，长三寸，阔三寸，取牛皮胶煮之如粥，以铜叶纳中，以盐封之，纳炉中火之，令烟尽极赤出，冷之，于砧上打之，黑皮自落，如此十遍以上止。即以醋浆水煮令极沸，烧叶赤，纳浆中，出之，以刷刷之，于埚中洋之，泻灰汁中，散为珠子，其色黄白，至十遍止。不须更泻成。兑凡十两，可得三两成，入梅浆洗之，令白也。

出处：太玄部《云笈七签》卷之七十一。

### 波斯用苦楝子添锅法

组成：乌梅一石，苦楝子一石，硇砂一斤，波斯锅二斤，雀粪一升，贺州镴一斤，兑五两。

制法：上取苦楝子二升，熟酒研之，新醋二升，雀粪半升研之，盐一合，相和令调，取桑木作槽，长八寸，阔三寸，深七寸。置前药于槽中，熔波斯锅一斤，下少硇砂，熟搅之。候清，泻槽中药汁里，冷出之，用毡揩洗令净，炙令干，明时用之，搅药忌铁物也。如此十遍，洋泻药槽中佳也。白兑十两，波斯锅四两、炼锡一两，须先熔兑，次下波斯锅，次下锡，下硇砂，搅之，泻为锭甚妙。如脆，入牛脂中，煮柔之，色不明，以梅浆洗之。

出处：太玄部《云笈七签》卷之七十一。

### 素真用锅要法

组成：成炼波斯锅二两，兑二两，硇砂三豆许，大盐三指撮。

制法：上置埚中相和，熔之成，熔少时，又火之令赤，泻著盐水中，如此四五遍止。即以梅浆洗之六七遍，以白为度。入梅浆先烧令赤，然后投浆中，其浆亦瓷器中火之令热。

出处：太玄部《云笈七签》卷之七十一。

### 素真用雄黄要法

组成：雄黄一两，雌黄一两。

制法：上置猪脂中，煮之三百沸，即取热铜十两，兑三两令洋，搅之，取黑矾末投中佳也。

出处：太玄部《云笈七签》卷之七十一。

## 素真用铁法

制法：取生铁捣碎、筛、细研，十两。打锡为薄，如杯形裹上末。用撖木为灰，熟研之令光。然后入锡杯了，重入坩埚中，入风炉内火之，候铁欲动不动即取，勿令绝碎。纸裹著炉中铁上，其铁即沸，看锡凝定，即安兑添之沸，其兑以铁上如不相入，即更下勿郎藤，其兑铁即和。即以铁錍研兑下，掠却不净，看兑不动，即下炉中热灰覆上。良久，还将錍抉余热气，以竹筋点水沃兑上，三两遍止，任意用之。勿郎藤，其茎大如指，其子亦堪食，稍饴少许，生在山中，或生平地，缠草而生，茎上有刺，刺相对生，叶如边雁，齿大如指，叶叶相对。取时勿惊动，仍取其根，必须阴干，勿令日干，七月八月，子熟赤色。其铁取犁头铁，白色佳，余并不堪用。

出处：太玄部《云笈七签》卷之七十一。

## 伏雄雌二黄用锡法

组成：雄黄十两末之，锡三两。

制法：铛中合熔，出之入皮袋中，揉使碎，入坩埚中火之。其坩埚中安药了，以盖合之密固，入风炉吹之，令埚同火色。寒之，开其色似金，堪入伏火用之，佳也。二物准数别行。

出处：太玄部《云笈七签》卷之七十一。

## 造硇砂浆池法

组成：硇砂五两，乌梅半升碎，下味一升。

制法：上以土釜中煎之，五分减二，堪用。

出处：太玄部《云笈七签》卷之七十一。

## 造梅浆法

组成：梅二升，去仁碎之。

制法：上以水一升、盐半升，土釜煮之，烧令赤洗之。

出处：太玄部《云笈七签》卷之七十一。

## 炼丹合杀鬼丸法

组成：朱砂，雄黄，雌黄，黎芦，鬼比目，桃仁，乌头，附子，半夏，石硫黄，巴豆，犀角，鬼臼，麝香，白赤术，鬼箭，蜈蚣，野葛，牛黄。

制法：上各二分，捣筛为末，以莴草汁合为丸，丸如鸡子大。烧一丸，百鬼皆卒。抱朴子用此药飞三奇丹也。

出处：太玄部《云笈七签》卷之七十一。

## 炼矾石伏汞法

制法：并州矾石十斤，捣为末，以瓜州矾和下味拌之三十遍，入釜飞之。每二十一日一开，更加生矾石三分之一，还拌生者飞之。生者性利，相接即止。三十日以上者，蝼蚁之状，光明可爱，百日弥佳。上取帛裹之，纳筒中蒸三日夜，末之。一两粉制汞一斤，若令赤，下味煮之，令干，色紫赤止。釜中不上，准法烧之，以赤瑾上团之，入风炉火之，百日，风化为灰。准矾石三斤，用脂一斤，铁器中炒之，以脂尽为度。汞十斤，矾石、铁器猛火火之，搅令烟入即成。然后土团前汞，密封，纳釜中，火之九日夜止，任用之。能先以脂熟熬，后入埚中火之一百日，弥胜。取铛中熬之，加矾石末一度，如锡，再度如石。

出处：太玄部《云笈七签》卷之七十一。

## 造白玉法

制法：取大蛤蒲捣为末，细研之，取一斤纳竹筒中，复纳硝石，密固之，纳下味中，二十日成水后，取白石英半斤捣作末，投筒中，即凝。出之，好炭火火之，令赤，即成白玉，亦服饵之也。

出处：太玄部《云笈七签》卷之七十一。

## 造真珠法（一）

制法：取光明蚌壳削去上皮，以醋中煮之令熟，出，细条之，丸作珠大小，任意取鲤，破腹开，纳珠置中，还随令合，蒸之令极熟，出珠。未蒸前钻孔，以猪毛穿中。又取云母，以白羊乳煮之数沸，出令温，以珠著中渍之，经宿然后洗令净，成矣。

出处：太玄部《云笈七签》卷之七十一。

## 造真珠法（二）

制法：以鳔胶和蚌屑作珠，随意大小，钻孔，近草火后炙令干。以两砖支一罂，置珠瓦上，复以一瓦盖上，泥砖四边作灶形，以草火烧之令赤。出之，取蚌屑盛筒中四个口，纳于瓷器，以下味浸之十日，即色变珠成。

出处：太玄部《云笈七签》卷之七十一。

## 造石碌法

组成：铜青一斤，石黛半斤，雌黄五两，柏汁一斤。

制法：上和合，日干，入尽，用之精妙也。

出处：太玄部《云笈七签》卷之七十一。

## 造石黛法

组成：苏方木半斤，细碎之。

制法：上以水二斗煮取八升，又石灰二分著中，搅之令稠，煮令汁尽出讫。蓝汁浸之，五日成用。

出处：太玄部《云笈七签》卷之七十一。

## 太上巨胜腴煮五石英法

此文乃上清八会龙文大书，非世之学者可得悟了者也。太素真人显别书字，受而服之，求其释注于太极帝君焉！

组成：云草玄波者，黑巨胜腴也，一名玄清；卉醴华英者，蜜也；五光七白灵蔬者，薤菜也；白素飞龙者，白石英也。

制法：法当种薤菜，使五月五日不掘拔者，唯就锄壅护治之耳。经涉五年中，乃取任药，名为五光七白灵蔬。取薤白精肥者十斤，黑巨胜腴一斛五斗，白蜜凝雪者五斗，高山玄岩绝泉石孔之精水二十六斛，白石英精白无有厉碍者五枚，光好，于磨石上砺护，使正圆如雀卵之小，小者好莹，治令如珠状，勿令有砺石之余迹。先清斋一月或六十日，令斋日讫，于九月九日。先筑土起基高二尺，作灶屋，屋成，作好灶，口向西，屋亦开西户也。当得新大铁釜安灶上，于九月九日申酉时，向灶口跪，东向，纳五石子于釜中。于是乃先投一枚于釜中，祝曰：青帝公石，三素元君。太一司命，玄母埋魂。固骨镇肝，守养肝神。肝上生华，使肝永全。次又投一枚于釜中，祝曰：白帝公石，太一所憩。元父理精，玄母镇肺。守养肺神，使气不朽。肺上生华，十万亿岁。次又投一枚于釜中，祝曰：赤帝公石，帝君同音。玄母理神，桃康镇心。守养心神，无灰无沉。心上生华，华茂玉林。次投一枚于釜中，祝曰：黑帝公石，太一同算。玄母元父，理液混变。守养肾神，使无坏乱。肾上生华，常得上愿。次又投一枚于釜中，祝曰：黄帝公石，老君同威。太一帝君，理魂镇脾。守养脾神，使无崩颓。脾上生华，白日上升。投石时，皆各闭气五息，然后乃投石。都毕，起向灶五再拜，又取薤白五斤，好积覆于五石之上。毕，纳蜜灌薤上。毕，纳腴一斛五斗灌蜜上。毕，乃格度腴入釜深浅高下处所也。然后稍入清水，使不满釜小许止，木盖游覆釜上。

出处：太玄部《云笈七签》卷七十四。

## 灵宝还魂丹方

制法：光明砂一两一分，阳起石、磁毛石、紫石英、自然铜、长理石、石亭脂、雄黄，以上七味，各三大两。

金箔二十四片，光明砂研如面，以荞麦灰汁煮三日，淘取秤；雄黄研如面，醋煮三日，淘取秤；石亭脂研如面，酒煮三日，淘取秤之。

以上五味各四大分，研如面，生用。

远志，巴戟天，玄参，乌蛇，仙灵脾。

以上五味，各五大分。

木香，肉豆蔻，鹿茸如干柿者，肉桂。

以上四味，各六大分。

延胡索，木胡桐律。

以上二味，各三分。

石硫黄，雄黄，朱砂，自然铜。

以上四味，同一瓶子，入金箔覆藉，不固口，以火炙。三日，火常去瓶子三寸，不得甚热。

阳起石，磁毛石，紫石英，长理石。

以上四味，同一瓶子内，以金箔覆灰，埋瓶子一半歇口，烧三日。第一日火去瓶子二寸，第二日火去瓶子一寸，第三日火近瓶子，至夜煅通赤，无火毒。

又钟乳十两，以玉槌研七日，如面即住，用熟夹绢袋贮，系定头边，悬于锅中，煮以水二斗，煎取一斗，内减钟乳水三合，研生犀角一千下，将此水别收贮，候入皂荚仁时同研用。又将其余钟乳水煎远志等五味，仍加蔓荆子五大分，拍碎同煎，令水至七升，去滓，取此药水，又煎青木香等四味，至四升，去滓。又取药汁煎半夏，只以汤洗十度，拍破；当归细锉。二味各一大两，煎至三升，去滓，澄净。

又地黄汁一升，无灰酒一升，童子小便一升，此三味与药汁三升，都计六升，于净器中，文武火养成煎候至一升，即下诸般金石药，搅勿住手，待如稀粥，即去火，下牛黄等五味生药末，熟搅令极匀。即下皂荚仁，炒其子，打取仁，杵为末，秤取六大分，龙脑二分，于盆内研如面，入药中。并所研犀角汁，同入于乳钵中，令壮士研三千下，候可丸，丸如芥子大，不得太大。

此药功效，造化无殊。又此药就后，分为三大分，如品字，取一口，即一分也。

又加炼了芒硝一大两，名为破棺丹，芒硝即上好蜀消，有锋铓者即得也。于铫子内火上炼令汁尽，取为末，入于药中。或有暴亡，不问疾状，但肢体未变者，可破棺打齿，热醋调下一粒，过得咽喉即活，十救八九。其丸如绿豆大，余砂并依歌诀。

出处：太玄部《云笈七签》卷之七十六。

## 还魂丹歌

硫、雄、砂隔铜居上，磁、起、长排紫作头。金上下三中各二，第一句说石药四味，依此次第入瓶子。第二句说四味，亦依前次第入瓶子。第三句说金箔上下各三片，中间两片隔石药。此烧铜炙满三休，一瓶烧，一瓶炙，依药法，三日止。乳烹四五俱归一，乳即钟乳，烹即煎也，四五二十也，乃二斗水煎至一斗也，是归一斗也。取一仍须十一修，即此一斗钟乳水煎草药十一味，云十一修也。煎到三时还要出，即煎至三升也。地和童酉一时勾，地黄、酒、童子小便三物是也。去火石归安静室，是去火入石药。待如肌肉五生稠，肌肉，和入体也，五生，即生牛黄五味用也。别盛三合钟间水，外边千下转犀牛，此即钟乳水磨犀也。

出处：太玄部《云笈七签》卷之七十六。

## 修羽化河车法

制法：光明砂四两，拣取如皂荚子大者，瓜州黄矾半两，以上取三年米醋拌，细匀如泥，将用一一裹其朱砂，待干；别取上色西方半两打作箔，剪作小片子，更裹砂子；然后取武都上色雄黄一两，曾青一两，细研，以下味煎，以胶调，将雄、青末，捏成小饼子，将裹前砂，待干；捣盐醋为胶泥，更裹一重；总了，直待干。用真铅为柜，铅则别有法。更烧三遍出，寒之，乃捣筛如法。取铅银六两，打作合子，其合子须相度。处口拒，深下二寸四分，深广上一寸二分，即取真铅铺于合底，可二分，即排砂如莲子样，更以真铅盖，更铺砂，重重取尽了，即以真铅盖，却取满合，却先打银束子束定，六一泥固济，待干。取五斤盐，用硝石炼过两度了，细捣筛。取铁鼎可容得前合稍宽者，实其盐，捣作陷合处，是为外柜。以盐镇持了盖，却铁筋贯定，固济待干，掘一地炉，深一尺六寸，阔一尺四寸，以马通火、糠火烧四十九日。开鼎，以铁筋拨盐柜看银合柜变为金色，即去火取出。如未，更烧七日取。待冷开合，剥下黄矾及雄、青，留著。取一粒细研，水银二两于铛中微火，取药半豆大糁上，便干，煅成宝，且惜莫用。

别取光明砂十二两研碎，和前伏火砂同研，依前用米醋煎，溲成团。取前纳柜细捣筛，筑为柜。即取前剥下者雄、青细研，铺底了，安砂团，更以盖子上了，便著柜，未填满，依前来固济。待干，入鼎，别泥炉，著草灰半斤，火养一百二十日，以大火煅，出炉取药，如前，当成上色西方也。此名第二转紫金河车。

服法：若要服食，出毒，入寒泉一月日，却以乳蒸，用楮汁丸，丸如粟米大。

主治功用：延龄，治万病，每日服只可一丸，若志心尽一两，寿年五甲子，神秘。不得偶然轻泄，传非道之人，受其殃考。

出处：太玄部《云笈七签》卷之七十六。

## 四壁柜朱砂法

组成：针砂一斤，硫黄四两，朱砂三两，白矾四两，盐一两。

制法：上以浓醋一斗五升，煮针砂、硫黄二味，令干，以火煅之，待鬼焰出尽后，放冷，研。别入硫黄一两，又用醋一斗五升更煮。候干，依前煅之，鬼焰尽即止。放冷，以水淘取紫汁，去其针砂，澄紫汁极清，去其水，尽阴干。即入白矾、盐同研，纳瓷瓶中，四面下火煅之，候瓶内沸定即止。待冷，出之，细研，以醋拌为柜，先用药一半入铅桶中，筑实，即以金箔两重，朱砂入柜上，又以余柜盖之，筑实，以四两火养三七日，即换入铜桶中，密固济，用六两火养，三七日足，即用十斤火煅之，任火自销。寒炉出药，朱砂已伏。于润湿地薄操，盆合一复时，出火毒了，细研，以枣肉和丸如麻子大。

服法：每日空腹，以温水下五丸。以铅作桶，可重二斤，以铜作桶，可重三斤，忌羊血。

主治功用：其法能除风冷，温暖骨体，悦泽颜色，久服无疾，延年益寿。

出处：太玄部《云笈七签》卷之七十六。

### 大洞西华玉堂仙母金丹法

组成：用凝白蜜三斗，真丹精明有白华者三斤，精云母屑二斤。

制法：凡三物搅令和合，著铜器中，盖器上，以器著大镬汤中，令浮铜器，桑木薪微火煎镬，令蜜及药皆干于铜器中，出器，凉之三日。又曝燥，捣为散。还纳铜器中，又密盖器口，以器著灶上甑中，好桑薪蒸之三十日，当以白日竟日火蒸之，夜不火蒸也。日数足出丹，作高格爆燥之，又捣三万杵，细筛为散。又纳铜器中，盖器上，如初时法，著大镬汤中，浮煮铜器三日三夜讫。都毕，名曰仙母金丹，一名西王母停年止白飞丹也。凉之三日，爆燥，更捣三万杵，筛细为散，以凝白蜜，丸如小豆大。

服法：平日一服二十丸。

主治功用：日常服之者，长生不死，面有少容如女子。

出处：太玄部《云笈七签》卷之七十七。

### 镇魂固魄飞腾七十四方灵丸

组成：云母四两，雄黄四两，真瑰四两，硝石四两，玄参四两，槐子中仁四两，龙骨五两，猪苓四两，青丘霜四两，虎杖花四两阴干，鸡舌香二两，青木香二两，沉香二两，薰陆香四两，詹糖二两，戎盐三两，空青八两，丹砂八两，石兑黛四两，白石英二两，太阳婴童羽衣二两，太阴精上素华二两，桃华四两，比结阴精流华一升二合，当以九建日取之盛别器中；结气凝精素华丹一升二合，当以十二月建日取之盛别器中；神华阴精流珠一升二合，当以冬节日取之盛别器中。

制法：合二十七种。已见二十六种，后入白蜜，成二十七种。上二十四种，法二十四神，三种应以三元之精气，上应九晨，结魄凝魂，五色硫黄，化形变景，无有常方，故人服之，神镇气安。当以三月建日合药，五月壬日服丸。始合以次，从云母起，各别捣三千杵，匝桃华，合二十四种，合七万二千杵。毕，各置一盘中，未得捣药，仍告斋三十日，讫。事令童女侍香，皆令少口、慎言、好性、善行、肉香、骨芳之人，置药于二十四盘中，露著中庭三宿，勿令鸡犬、外人见之，不使闻哭泣之声。露毕，以次纳药著釜中，第一纳云母，次纳雄黄，后纳桃华，纳二十四种都毕，皆当以次序相覆，令竟釜中，以北结阴精流华一升二合，次纳结气凝精素华丹一升二合，次纳神华阴精流珠一升二合。毕以清稷秫一斗二升沃药，即以上釜盖之，令上下、四面、四边、内外密厚七分。故以云母在下，其气冲上，桃华在上，其色冠下。故有次第也。

当先作六一泥，泥土釜二枚。用东海左顾牡蛎、戎盐、赤石脂、黄丹、滑石、蚓蝼黄土六分皆等合治，捣细筛，和以百日米醋。和毕，捣令匀，以合成六一泥也。泥两土釜内外，渐渐薄泥，日曝令燥，燥则再上，内外令厚二寸半。都毕，仍作灶南向，安鐼孤著灶中央，釜底令去地一尺二寸，米糠烧之九日九夕，令火去釜九寸；九日九夕进火，令近六寸；又九日九夕，令火至底三寸；合三九二十七日。毕。寒之三日，发开视药，起飞精，仰著上釜，神药成。若不起，更泥如初，又进火如先二十七日，寒之三日，无不成也。取三岁雄鸡羽扫取之，仰著上釜，神药则名飞丹紫笔华流精，有百变之色，玄光映焕七十四方，服之一铢，身生流光七十四色。左唾则三魂童子立见，上唾则七魄化生七形之童，衣飞罗羽裙，神舆玉辇，立到于前。盛之金盘，精凝釜底，则为玉胎琼液之膏，和以白蜜，更合于白中，东向捣之，令七万杵。一铢为一丸，丸毕，密器封之，露著中庭三日三夕，毕。

服法：清朝服一丸，令三日服三丸，即能乘空步虚，出有人无。令至七日，合服七丸，即自能浮景霄霞，身生五色，五岳神官，五万人卫从身形。

东向服九丸，则致青霞绿軿，青龙控辔，青阳玉童九十人，青腰玉女九十人，东岳仙官九千人，来迎兆身。

南向服八丸，则致绛霞云軿，赤龙控辔，绛宫玉童八十人，太一赤圭玉女八十人，南岳仙官八千人，来迎兆身。

西向服六丸，则致素霞玉舆；六龙控辔，耀灵玉童六十人，素灵玉女六十人，西岳仙官六千人，来迎兆身。

北向服五丸，则致皂霞飞辇，玄龙控辔，太极玉童五十人、太玄玉女五十人，北岳仙官五千人，来迎兆身。

向戊己之上服三丸，则致黄霞玉舆，十二飞龙控辔，中央黄机玉童十二人，黄素玉女十二人，中岳仙官，一千二百人，来迎兆身。服五丸，即致五岳仙官奉玉扎凤章，请兆之身，上诣九官金阙之下，受署真仙之号，可谓灵丸之妙大哉乎！凡诸变化七十四种，金银宝玉，赤树绛实立生，水火，有妙于琅玕八景，四蕊绛生神丹之用，不能一二具处，特略其大化之微尔！

凡欲游戏五岳，周流八极，不拘仙官之劳，意惮典局之类，未欲升天者，自可不须服五方之丸，但常服三丸、七丸之数，固魂镇魄，飞腾七十四方，遨游五岳，寿同三光，余可依五方之数耳！若服五方之丸，便为五岳之司，五岳之司，便有局任，不得适意也。

出处：太玄部《云笈七签》卷之七十七。

## 修阴丹白雪玄霜法

组成：黑铅，汞。

制法：取上好黑铅一生者二斤，汞半斤，先于铫子中拨泻，令细，绝灰，便将汞投在铅中熟搅，铅作埚子大小，临时用瓷瓶子一口表里通油者，便取上好醋五升贮在瓶内，即于稳便房内，明净处室向阳者，下手作，假阳极之时，当合道气也。便安瓶子于土坑内，其口与地平，将铅埚安瓶口上，更以纸三四重，纸上又安瓷碗盖之。若是阳极之时，七日一度，取出。其埚上如垂雪倒悬，见风良久自硬，扫取后，其瓶内醋损，即须换。如此重重，取至一斤霜。即于瓷碗内入甜浆水，用柳木槌杀研，渐渐入浆水，如面糊末，在碗四面，安在饭甑中蒸，蒸了又研，以清水淘，澄干；又用清水杀研末，在碗上土甑内，又蒸、研、淘。准此法，五度入饭甑四度，入土甑蒸之。其土甑蒸时，碗口上别用一口碗合之。如此九转足，即须用熟绢袋盛，以清水于银器中摆过。后一复时用，却去清水，以绵盖器口，日内晒干扫下，又用柳木槌研了。其色始如春雪，亦如面勃，其味甜淡甘美，捻在口中，冷如春冰。

服法：若有人修得者，以蜜丸如梧桐子大，日服五丸。

主治功用：至一岁，万病不侵，经夏不渴。但洗头，生油调涂顶，须臾至脚心自冷，神功难述。若引大还丹，返老为少，盖由津液行也。孙氏歌曰：玄白霜，玄白霜，龙虎君中立为长。万物不从阴所生，即问孤阳何处养？

出处：太玄部《云笈七签》卷之七十七。

## 上仙去三尸法

组成：丹砂一斤，细研飞过；醇大醋三升；纯漆二升。

制法：上合和令相得，于微火煎之，令干稠。可丸之如麻子大。

服法：日再服，从三丸渐加至二十一丸。

主治功用：经四十日，百病自愈，三尸自出；服之百日，肌肤坚固；千日，令人长生不死，与天地相保。不能俱言，后当自知。

出处：太玄部《云笈七签》卷八十二。

## 八景四蕊五珠绛生神丹

组成：《太上八景四蕊紫浆五珠绛生神丹玉经》云：第一绛陵朱儿，《口诀》云是丹砂，巴越之精上者。第二丹山日魂，《口诀》云是雄黄，取洞明者。第三玄台丹华，《口诀》云是雌黄。第四青要玉女，《口诀》云是空青。第五灵华液腴，《口诀》云是薰陆香。第六北帝玄珠，《口诀》云是硝石。第七紫陵文侯，《口诀》云是紫石英。第八东华童子，《口诀》云是青木香。第九白素飞龙，《口诀》云是白石英。第十明玉神朱，《口诀》云是真瑰拾芥者。第十一五精金羊，《口诀》云是阳起石。第十二云华飞英，《口诀》云是云母，光明白者。第十三流丹日膏，《口诀》云是胡粉。第十四亭艮独生，《口诀》一万是鸡舌香，味辛者。第十五碧陵文侯，《口诀》云是石黛。第十六倒行神骨，《口诀》云是戎盐。第十七白虎脱齿，《口诀》云是金牙石。第十八九灵黄童，《口诀》云是石硫黄。第十九陆虚遗生，《口诀》云是龙骨，舐之附舌者佳也。第二十威文中王，《口诀》云是虎脑。第二十一沈明合景，《口诀》云是蚌中珠子。第二十二章阳羽玄，《口诀》云是白附子。第二十三绿伏石母，《口诀》云是磁石。第二十四中山盈脂，《口诀》云是太一余粮，取中央黄者。

制法：二十四种，合为八景四蕊五珠绛生神丹也。

主治功用：此丹服一两即头生九晨之光，面有玉华，飞映宝曜，洞观天下，造诣紫虚，出入玉清，寝宴晨房也。

出处：太平部《三洞珠囊》卷之四。

## 八琼丹

又云：飞琅玕之华，漱龙胎，饮琼精，服金丹，挹九转，服灵宝，行九真，白琅之霜，十转紫华，隐迁白翳，神散石精，金光灵丸，此是金剑经曲晨丹滓，九宫右真公郭少金甘草丸方，长桑公子服术方，扁鹊起死方，胡麻散，茯苓丸，九琳玉液，八琼飞精，太上制仙丸，是八琼丹也。

出处：太平部《三洞珠囊》。

## 华丹

《太平经第一百一十四》云：青童君采飞根，吞日景，服开明灵符，服月华符，服除二符，拘三魂，制七魄，佩星象符，服华丹，服黄水，服回水，食镮刚，食凤脑，食松梨，食李枣，曰银紫金，服云腴，食竹笋，佩五神符，备此变化无穷，超凌三界之外，游浪六合之中。

出处：太平部《三洞珠囊》。

## 九华丹

主治功用：《登真隐诀第七》云：岁月就远，精勤无亏，强体炼气，修药得宜，然后五腴改貌，玄水之液也。七阳变质，曲是精也。鹤炼冲虚，九转丹也。龙翻驾日，琅玕华也。锡书玉阶，诣太微也。受事琼室，诣玉晨也。吾道毕矣。

出处：太平部《三洞珠囊》。

## 琅玕华丹

组成：《后圣道君列纪》云：琅玕华丹，药种物。

绛陵朱儿十斤，《口诀》是丹砂。丹山日魂五斤，《口诀》是雄黄。白素飞龙一斤，《口诀》是白石英。青要玉女五两，《口诀》是空青。紫陵文侯五两，《口诀》是紫石英。碧城飞华五两，《口诀》是石黛。北帝玄朱一斤，《口诀》是硝石。九灵黄童五两，《口诀》是硫黄。五精金羊五两，《口诀》是阳起石。云华飞英五两，《口诀》是云母。白虎脱齿五两，《口诀》是金牙石。流丹白膏一斤，《口诀》是胡粉。倒行神骨五两，《口诀》是戎盐。玄台月华五两，《口诀》是雌黄。

制法：都合十四种，华丹若成一两为一仙。

出处：太平部《三洞珠囊》。

## 太上八景四蕊紫浆五珠绛生神丹

《上清九真中经内诀》又云：太上八景四蕊紫浆五珠绛生神丹方，此丹有八名，或名曰四蕊华，或名曰太微紫玉腴，或名曰五珠华丹，或名曰绛生晨华，或名曰三华上丹，或名曰太上飞刚，或名曰九晨上丹也。

组成：《太上八景四蕊紫浆五珠绛生神丹玉经》云：第一绛陵朱儿，《口诀》云是丹砂，巴越之精上者。第二丹山日魂，《口诀》云是雄黄，取洞明者。第三玄台丹华，《口诀》云是雌黄。第四青要玉女，《口诀》云是空青。第五灵华液腴，《口诀》云是薰陆香。第六北帝玄珠，《口诀》云是硝石。第七紫陵文侯，《口诀》云是紫石英。第八东华童子，《口诀》云是青木香。第九白素飞龙，《口诀》云是白石英。第十明玉神朱，《口诀》云是真瑰拾芥者。第十一五精金羊，《口诀》云是阳起石。第十二云华飞英，《口诀》云是云母，光明白者。第十三流丹日膏，《口诀》云是胡粉。第十四亭艮独生，《口诀》云是鸡舌香，味辛者。第十五碧陵文侯，《口诀》云是石黛。第十六倒行神骨，《口诀》云是戎盐。第十七白虎脱齿，《口诀》云是金牙石。第十八九灵黄童，《口诀》云是石硫黄。第十九陆虚遗生，《口诀》云是龙骨，舐之附舌者佳也。第二十威文中王，《口诀》云是虎脑。第二十一沈明合景，《口诀》云是蚌中珠子。第二十二章阳羽玄，《口诀》云是白附子。第二十三绿伏石母，《口诀》云是磁石。第二十四中山盈脂，《口诀》云是太一余粮，取中央黄者。

制法：二十四种合为八景四蕊五珠绛生神丹也。

主治功用：此丹服一两即头生九晨之光，面有玉华，飞映宝曜，洞观天下，造诣紫虚，出入玉清，寝宴晨房也。

出处：太平部《三洞珠囊》。

## 仙母金丹（一）

主治功用：《大洞真经》又云：仙母金丹，一名西王母停年止老飞丹，服之不死，面有少容如女子。

出处：太平部《三洞珠囊》。

## 太上八宜飞精之丹

又云：制仙丸者，太上八宜飞精之丹也。又有制虫神丸也，又云琴高先生受镇气益命之道，又行补精反丹之法。

出处：太平部《三洞珠囊》。

## 仙母金丹（二）

（又名）西王母停年止气丹。

组成：凝白蜜三升，丹精明有白华者三斤，云母屑二斤。

制法：著铜器中，桑木薪微火煎，凉之三日，又蒸之三十日，当以白日竟日火蒸，又煮铜器三日三夜，曝燥，捣三万杵，细筛为散，以白蜜丸如小豆。

服法：平旦服二十丸。

主治功用：长生不死，色如女子。

出处：正一部《上清道宝经》。

## 八景丹

组成：丹砂，巴越之精明上者，七斤；雄黄，取精鲜色好洞明上者，四斤；雌黄，不用青色，三斤；空青五斤；薰陆香三斤；硝石一斤；石英，精好者，五两；青木香七两；白石英八两；琥珀，拾芥者，七两；阳起石五两；云母，取光明白好者，此物有种五，各异名，五两；胡粉九两；鸡舌香，取味辛者，六两；石黛五两；戎盐五两；金牙石四两；石硫黄三两；龙骨，舐之附舌者佳，五两；虎杖花，阴干而捣，用阴干，当以细绢囊盛，勿以尘附，一本云虎头脑，六两；蚌中珠，已穿，凹者亦可用，但令新者可用，四两；白附子四两；磁石，取悬针者可用，五两；太乙余粮（禹余粮），取中央黄好细理者，七两。

制法：上二十四种，合二十四神之气，和九晨九阴之凝液，结日月之明景也。以次别捣，先从丹砂始，各四千杵。药皆令精上鲜明者，捣药人当得温慎，无多口舌者。当令先斋三十日，日讫乃捣，别处静室，洁其衣服，日数沐浴，每从清香。合药可将三四人耳，同心齐意，隐静而处，禁忌之法，一如斋禁。别捣药都毕，以药安著釜中，按第一次先纳丹砂，次纳雄黄，次纳雌黄，次纳空青，次纳薰陆，后乃纳太一余粮，在众药之上也。二十四种纳都毕，皆当次叙令竟釜中，小柳篦按，令相薄也。又次以水银五斤，灌诸药之上，都毕也。又徐徐安上土釜，以黄丹泥，泥其平际，以牡蛎泥，泥其外际一寸，阴干十日，取燥坏又上泥之。毕，又通以牡蛎泥，泥其外面，上下四边，令厚六分也。又应先作六一泥，以泥土釜内外。

作泥法：用东海左顾牡蛎、戎盐、黄丹、滑石、赤石脂、蚓蝼黄土，凡六物，皆令分等，捣治下细绢筛，和以百日苦酒，极令酸酽。和毕，更捣三万杵，六一之泥成也。以泥两土釜内外，渐渐薄泥，向日曝令干燥，使经时稍稍上泥，都毕，令釜内外各厚二寸半，如此泥釜了也。作六一泥，稳量取足用。凡作泥之法，皆以苦酒和泥。无戎盐者，河东大盐可用。又以东海细盐二斗，纳一斛苦酒中，绞之去滓，以和六一泥，计此为率。

作灶法：当在无人处，先作灶屋，长四丈，南向开屋，东头为户，屋南向为纱窗，屋中央作灶。灶令四方，四面开口，以大铁镦镦施四脚，以著灶之中央，使上下相远，高下之法，以意裁量，好安隐之。以所盛药土釜，好安著镦上，以好燫火于下烧之。令去釜底一尺许，调适视火，勿令暴猛。足十八日讫，更令火去釜下五寸，复九日。日足，更令火去釜下三寸，复更七日。日足，更令火去釜下一寸，复五日。日足，更令火齐釜底之下，足二十七日。日足，更令火至半下釜之腹，三十日。日足，更令火末及下釜之上二寸，二十四日。日足都毕，药成也，可复寒之七日，而徐徐发视，八景四蕊之华，皆悬著上釜。以三岁白雄鸡羽扫之，盛以金银密器中。其华当作景云之色，五十八种之气，流霞玄映，紫光郁耀，不可名字，名曰八景四蕊五珠绛生神丹。

服法：以二月、八月朔，平旦向太岁王再拜，以东流水服一两。

主治功用：头生九晨之光，面有玉华，飞映宝曜，洞观天下，闭气则立致三素之云舆，唾地则化为日月之光，左啸则神仙稽首，右啸则八景合真。于是腾空上造，以诣紫虚，出入玉清，寝宴晨房矣。若药华未尽起者，可合泥固际，如前法，使密，更烧釜腹，顿六十日，万无不成。复寒之七日，开发如初。

取八景丹滓，捣三万杵，日服一丸如小豆，身生玉光，寿同九晨，体香闻三十里。烧一丸如小豆，辟百疫恶气，诸鬼不祥，而芳十日不已。取一丸如黍米，含之而唾，则变化随心任意，隐形蔽影，纵横天下，欲止即吞此丸，乃息。已死人未三日，服一丸如大豆，立活。当发口折齿，送之以水。又以一丸涂心，则魂魄自还，而四体温软也。

出处：正一部《上清太上帝君九真中经》。

# 第五章 散 剂

散剂为中医传统的剂型之一,指按照辨证施治原则,将一种或数种药物经过粉碎研成细粉,均匀混合而成的干燥粉末状制剂。中医认为,散剂制作简便,又可按临床需要,对配方、药量进行增减。有内服散剂及外用散剂之分。内服散剂有开窍止痉、祛邪扶正的功能;外用散剂具有清热解毒、消肿止痛等功能。著名医家华佗说:"散者,易下者,宜吐者,宜汗者。""散可以祛风寒暑湿之邪,散五脏之结伏,开肠利胃。"中医制作散剂,对粉碎、分研、串油等都有较严格的要求,"凡丸散药亦先切细暴燥乃捣之,有各捣者,有合捣者","巴豆、杏仁、胡麻诸膏腻药,皆先熬黄,捣令如膏,指捻视泯泯,乃稍稍入散中合研捣散,以轻疏绢筛度之,再合捣匀"。古时,切药讲究用铜刀、竹刀,粉碎用青石碾、石磨、石臼。可见中医把散剂制作过程视为药物治疗的一个重要内容。《道藏》非医典籍中整理出散剂共计 71 个,以下所有散剂按照其在三家本《道藏》中出现的先后顺序列出原文内容。

## 消风散

组成:人参八分,玄参七分,防风八分,沙参五分,天雄八分,薯叶十分,丹参七分,苦参八分,秦艽七分,小茱萸。

制法:上捣罗为末。

服法:空腹以防风汤下三钱。

主治功用:肺有病,鼻塞不通,不闻香臭,中有息肉,或上疮,皮肤燥痒,恶疮疥癣,上气咳嗽,涕唾脓血,宜服消风散。以鼻微长引气,以口呬之，令耳不得闻也。皆先调气合和，然后咽之。肺有病用大咽三十遍，细咽十遍，去肺家劳热、上气咳嗽、皮肤疮疡、四肢烦疼、鼻塞胸背痛，数法咽之，疾瘥止，过度损矣。

禁忌：七月勿食茱萸，成血利；八月、九月勿食姜，并肝、心、肺。肺病，宜食黍、桃、苦味也。

出处：洞真部方法类《修真十书》黄庭内景五脏六腑图。

## 驭丹散

组成：麦门冬、天门冬并去心，各四两；干地黄五两；甘草一两；人参三两；茯苓二两；紫菀二两半，去芦头并地榆三两半；大赭、海藻各一两半；山栀子四两半。

制法：上件药为散。

服法：每服二钱，米饮调随丹吃下。

主治功用：用于解丹药毒，治疗咽喉涩痛，胸膈气闷，下利青黄恶水，如虾蟆（蛤蟆）衣，及似葵菜汁，或似紫草汁，腰间停滞，或下众虫，或皮肤肿，筋脉跳掣，或缓或急，旬日之间，风毒渐出，或腹内鸣吼，下利肉块等。

出处：洞真部方法类《还丹众仙论》。

## 地黄当归羌活独活苦参散

组成：地黄，当归，羌活，独活，苦参。

主治功用：服之一岁而不嗜食，病愈身轻。

出处：洞真部记传类《列仙传》卷下。

## 治口齿乌髭药方

组成：猪牙，皂角，生姜，西国升麻，蜀地黄，木律，旱莲，槐角子，细辛，荷蒂，青盐。

制法：青盐与上述药物等分煅烧后，细研为末。

主治功用：固齿黑发。

出处：洞真部记传类《太华希夷志》卷下。

## 出外益体服食方（一）

组成：麻勃（胡麻花）一升，上党人参（党参）半斤。

制法：七月七日，取麻勃一升，真上党人参半斤，合捣，并蒸，使气出遍。

服法：服一刀圭。

出处：洞玄部神符类《太上灵宝五符序》卷中。

## 夏禹受真人方

组成：赤箭。

制法：常以三月采取，尽其根无所去，捣绞取其汁，停置器中，曝干其滓，干复纳汁曝干。

服法：服方寸匕，后食。

主治功用：令人不老。十日知效，三十日气大至，百日以上身轻，耳目聪明，一年齿发更生。

出处：洞玄部神符类《太上灵宝五符序》卷中。

## 令人不老长生去三虫治百病毒不能伤人方（二）

组成：章陆三十斤。

制法：正月、二月、九月、十月、十一月、十二月采取，过此不中用。取章陆，净洗粗切，长二寸许，勿令中风也。绢囊尽盛，悬屋北六十日，阴燥末治下筛。

服法：方寸匕，水服，日一，先食。

主治功用：十日见鬼，六十日使鬼取金银宝物，作屋舍，随意所欲。八十日见千里，百日身能飞行，登风履云，肠化为筋，久服成仙人。

出处：洞玄部神符类《太上灵宝五符序》卷中。

## 真人四物却谷散

组成：茯苓屑三分，干地黄屑一分，胡麻屑一分，天门冬屑一分。

制法：胡麻火熬之，凡四物治合溲以食蜜。

服法：日服方寸匕，美浆水酒为服之。

主治功用：三十日气力有异，百日倍，一年后气色如云，梦与神游，三年骨腾肉飞。

出处：洞玄部神符类《太上灵宝五符序》卷中。

## 真人住年月别一物藕散（一）

组成：七月七日采藕华（莲花）七分，八月八日采莲藕根八分，九月九曰采藕实（莲子）九分。

服法：服方寸匕。

主治功用：不壮不老。长服仙也。

其他：欲知其验，取鸡雏如鸲鸽大者，与共服药，三年故为雏子矣。

出处：洞玄部神符类《太上灵宝五符序》卷中。

## 真人住年月别一物藕散（二）

组成：八月上戊取莲裹实（莲子），九月上戊取鸡头实（芡实），九月上戊取藕。

制法：各分等阴干百日治之。

服法：正月上卯平旦，井华水服一方寸匕，日四五后，饭服之，百日止。

主治功用：主补中益气力，养神不饥，除百病，久服轻身延年，不老神仙。

出处：洞玄部神符类《太上灵宝五符序》卷中。

## 住年方

组成：八月直成日取莲实，九月直成日取鸡头实。

制法：阴干百日，捣分等。

服法：直成日以井华水服方寸匕。

主治功用：满百日，壮者不复老，老者复壮。久服之神仙。

其他：若为不然，以药别食鸡雏百日，即知验矣。

出处：洞玄部神符类《太上灵宝五符序》卷中。

## 服食麋角延年多服耳目聪明黑发方

组成：麋角。

制法：取新角，以刀削去黑皮，取中白，熬令色黄，熟治。

服法：服方寸匕，日再服。

主治功用：三十日通知神明，六十日力百倍，百日通神，常服寿无极延年。

出处：洞玄部神符类《太上灵宝五符序》卷中。

## 灵宝黄精方（一）

组成：黄精。

制法：以春取根，净洗薄切，熟蒸之，曝可令燥。

服法：捣服方寸匕，当露捣之。

主治功用：主轻身、益气、明目。

出处：洞玄部神符类《太上灵宝五符序》卷中。

## 服食粳米散方

组成：粳米一斗，酒三斗。

制法：凡二物渍之，尽酒止，出。

服法：稍食之，渴饮水，可三十日。

出处：洞玄部神符类《太上灵宝五符序》卷中。

## 神仙服食石钟乳

组成：石钟乳。

制法：捣下筛。

服法：服之，恣口酒送，无酒水送之。

主治功用：服百日，通神明。久服，除百病，堪寒不饥。

其他：服钟乳，当得其乳头，高二寸，以下一寸，才触便折，为好。

出处：洞玄部玉诀类《神仙服饵丹石行药法》。

## 炼五石脂

组成：五石脂。

制法：捣末纳水中，研之令靡微净沙状，其泥石在下。取其上者。如此十五过，干之。

服法：日服三合。

主治功用：绝谷不饥，身轻益气，耐风寒。

禁忌：服之当精意斋戒，不能斋戒，不可轻服。此药不化，害人。

其他：药不化，煮大麻子，得其汁令熟五升则下矣。若无麻子服，煎肥羊脂一斤，饮之亦善。五石难得，当谨慎之。

出处：洞玄部玉诀类《神仙服饵丹石行药法》。

## 排风散方

组成：人参七分，防风八分，羌活八分，沙参五分，天雄八分，薯蓣（山药）十分，丹参七分，苦参八分，秦艽八分，山茱萸八分，玄参七分。

制法：上捣筛为末。

服法：空腹以防风汤下三钱一匕。

主治功用：肺病热，右颊赤。肺病，色白而毛槁，喘咳逆，胸背及四肢烦疼，或梦见美人乍来亲近。肺虚则少气，不能报息。肺燥喉干。肺风则多汗畏风，时欲咳，如气喘，旦则善，暮则甚。肺有病，鼻塞不通，不闻香臭。或有息肉，或生疮，皮肤瘙痒，恶疮疥癣，上气咳嗽，涕唾脓血，宜服排风散方。肺病气上逆，急食苦以泄之。又曰：肺病欲收，食酸以收之，用辛补之，苦泻之。禁食寒，肺恶寒也。

禁忌：七月勿食茱萸，食之血痢。八月、九月，勿多食生姜，并肝、心、肺之病，宜食黍、桃，禁苦味。

出处：洞玄部灵图类《黄庭内景五脏六腑补泻图》相肺脏病法。

## 升麻散

组成：升麻八分，黄芩八分，茺蔚子八分，栀子十分，决明子十分，车前子十分，干姜十分，苦瓠五分，龙胆五分。

制法：上捣筛为末。

服法：食上暖浆水下方寸匕，日再服。

主治功用：肝热者，左颊赤。肝病者，目夺而胁下痛引小腹，令人喜怒。肝虚则恐，如人将捕之。实则怒，虚则寒。寒则阴气壮，梦见山树园林。肝气逆则头痛，耳聋，颊肿。肝病脐左有动气，按之牢若痛，支满，淋溲，大小便难，好转筋。肝有病，昏昏饶睡，眼膜视物不明，飞蝇上下，努肉漫睛，或生晕映，冷泪下，两角赤痒，宜服升麻散。又曰，肝病欲散，急食辛以散之，用酸补之，辛泻之。禁当风，肝恶风也。

禁忌：正月，不食生葱，熟者不食益佳。二月、三月，不食蓼子、小蒜及百草心，勿食肝肺。肝病宜食麻子、豆、李子，禁辛。

出处：洞玄部灵图类《黄庭内景五脏六腑补泻图》相肺脏病法。

## 神行散方

组成：紫矿、曼陀罗子、乌啄尖、芭蕉根、乳香、没药各等分。

制法：上件为细末，生姜汁调。

用法：传脚著新稻穰草鞋。

主治功用：行三十里用之。

出处：洞玄部众术类《黄帝太一八门逆顺生死诀》。

## 治破伤风方

组成：黄荆子（牡荆）炒不以多少。

制法：上为细末。

服法：每服三钱，无灰酒调下。

出处：洞玄部众术类《黄帝太一八门逆顺生死诀》。

## 治伤折骨损方

组成：黄荆子炒、红芥菜子炒各等分。

制法：上为细末。

服法：每服二钱，热酒调下。

用法：以滓贴在损处，以扎之。量久，饮酒令醉，其痛即止。

出处：洞玄部众术类《黄帝太一八门逆顺生死诀》。

## 血竭散

组成：广降真（降香）末一两，炒；白矾二钱，飞过。

制法：上为细末。

用法：干贴。

主治功用：治刀伤斧斫。

出处：洞玄部众术类《黄帝太一八门逆顺生死诀》。

## 守中径易法（一）

组成：桑椹黑者。

制法：曝干捣之。

服法：水服三合。

主治功用：日三则不饥。

出处：洞玄部戒律类《要修科仪戒律钞》卷之十四。

## 守中径易法（二）

组成：白茅根。

制法：三月三日，若十三日、二十三日，取白茅根净洗，细切，水服，亦可曝末并备之。

服法：日服五六止，勿大饱。

主治功用：长服，令人美色不老，伏鬼神。

出处：洞玄部戒律类《要修科仪戒律钞》卷之十四。

## 服松根法

组成：松根。

制法：取东行松根，剥白皮细锉，曝燥捣筛。

主治功用：饱食之，可绝谷，渴则饮水。

出处：洞玄部戒律类《要修科仪戒律钞》卷之十四。

## 服松叶法

组成：松叶。

制法：四时随王方面，采近上去地丈余者，细切如粟，水调若薄粥汁。亦可捣碎，曝干更末服之。亦可捣末酒溲，曝干更捣筛，以酒饮及水调。

服法：服二、三合，日三。

主治功用：无在千服，久服并令人轻身延年，体香少眠，身生绿毛还白，绝谷不饥。服之当使有恒。柏叶亦然。

出处：洞玄部戒律类《要修科仪戒律钞》卷之十四。

## 外麻散子

组成：升麻、黄芩，各八分；山栀、黄瓜，各七分；决明子、车前子、干姜、地肤子，各十分；龙胆、芫蔚子，各五分。

制法：熬捣为散。

服法：空心饮，调三钱匕服。

主治功用：肝有病，即目赤，眼中生胬肉、晕膜，视物不明。

出处：洞神部灵图类《四气摄生图》。

## 排风散子

组成：人参、丹参，各□分①；防风、天雄炮、羌活、秦芁、山茱萸，各八分；沙参五分；虎骨炙十分；山药十分；天麻十二分。

制法：熬捣为散。

服法：食上饮汁调五钱七服，丸亦得。

主治功用：肺有病即皮肤生疮，及疥癣、上气、咳嗽、涕唾稠黏。

出处：洞神部灵图类《四气摄生图》。

## 断谷常饵法（一）

组成：天门冬。

制法：取天门冬，去心、皮，末，服方寸匕，日三。无问人间、山中，常勿废之，久久益善。

服法：末，服方寸匕；亦酿酒服之。

主治功用：治癥瘕积聚、风、癫狂，去三虫伏尸，除痃湿痹，轻令益气，令人不饥。百日则还年却老，能早服益善。常于好地多种薯蓣，蒸食当谷，大佳。

出处：洞神部方法类《枕中记》。

## 治云母法（一）

组成：白盐一斤和合云母一斤。

制法：并捣之，上云母捣糜勿筛，纳重布囊中挼挺之，水汰盐味尽，纳绢囊中，悬令干即成粉。以盐汤煮之，尽，解如泥状，挺之为粉。云母一斤，大盐一斗，渍之铜器中三四，蒸之一日，于臼中捣之为粉。

出处：洞神部众术类《灵飞散传信录》。

---

① □分：原书中缺。

### 治云母法（二）

组成：白盐一斤和合云母一斤。

制法：并捣之。

（又法）云母一斤，大盐一斗，渍之铜器中三四，蒸之一日，于臼中捣之为粉。

出处：洞神部众术类《灵飞散传信录》。

### 治云母法（三）

组成：白盐一斤和合云母一斤。

制法：并捣之。

又法：用朴硝水三斗，煮治云母一斤，取成粉，燥舒之，向日光看无芒，便好。有芒，勿服，服之久后，病杀人。宜精治。此本于卢司勋所得正经上传写记。经中云：捣云母，糜后，入重布囊中按挺之，令须入皮囊中，按挺，大抵不如取庐山水砠舂捣者，最为轻细。自造恐功不至，忽有粗芒者，损人，慎之。

禁忌：服药后，禁食鲤鱼，能断一切鱼为上。恐刀砧相染，所害不轻。又禁食血，是生肉、生干脯之类。血羹是熟血，却非所忌。禁生葱蒜、生韭、醋、桃李、木瓜、酸物等，并不宜食。又忌流水，若江行及溪洞无井处，但煎熟，食之亦得。大麦损云母力，亦宜慎之。服此药能断薰血，兼修静心气，得效尤速。不得面受，故此批上。

出处：洞神部众术类《灵飞散传信录》。

### 五苓散（一）

主治功用：春夏之交，阴雨痹湿，或引饮过多，令患风湿，自汗，体重转侧难，小便不利。

出处：洞神部方法类《三元延寿参赞书》。

## 五苓散（二）

孙真人曰：人年四十以后，美药当不离于身。神仙曰：世事不能断绝，妙药不能频服。因兹致患，岁月之久，肉消骨弱。彭祖曰：使人丁壮，房室不劳损，莫过麋角也。

组成：麋角末七两，生附子一个。

制法：麋角末酒浸，炙热；生附子，炮热。

服法：上末合和。每服方寸匕，酒调，日三服。

出处：洞神部方法类《三元延寿参赞书》。

## 天父地母七精散方

组成：竹实，地肤子，黄精，蔓荆子，松脂，桃胶，巨胜。

制法：竹实三大两九蒸九曝，主水气，日精；地肤子四大两太阴之精，主肝，明目；黄精四大两戊己之精，主脾脏；蔓荆子三大两九蒸，主邪鬼，明目；松脂三大两炼令熟，主风狂痹湿；桃胶四大两五木之精，主鬼忤；巨胜五大两九曝，五谷之精上方。

禁忌：昔黄帝服之上升，后欲传者，立坛焚香，启告上帝，然可授之，立盟不泄，四十年一传之尔，若违誓传之，太上夺筹，七代受考于水官，慎之。

出处：太玄部《云笈七签》卷之七十四。

## 风后四扇散方

组成：五灵脂，仙灵皮，松脂，泽泻，术，干姜，生干地黄，石菖蒲，桂心，云母粉。

制法：上药十物，各如法捣筛，仍捣三万杵，同炼过白蜜和捣一二万杵。

服法：酒服，日三十丸。

主治功用：五灵脂三大两延年益命，仙灵脾三大两强筋骨，松脂三大两主风痛，泽泻三大两强肾根，术二大两益气力，干姜二大两益气，生干地黄五大两补髓血，石菖蒲三大两益心神，桂心三大两补虚之不足，云母粉四大两长肌肤，肥白。

禁忌：上方，风后传黄帝，黄帝传高丘子，高丘子传大茅君，大茅君传弟固。凡欲传授，誓不妄泄。若轻授非道之人，考延七祖。

出处：太玄部《云笈七签》卷之七十四。

## 龟台王母四童散方

组成：丹砂七两，朱砂三两，胡麻四大两；九蒸九曝，煎令香，天门冬四两，茯苓五两，术三两，干黄精五两，桃仁四两，去皮尖。

制法：上八味，合筛捣三万杵。

服法：冬月散服，夏月丸之，服以蜜丸如梧桐子大。

主治功用：志服八年，颜如婴童之状，肌肤如凝脂。昔王母传大茅君，大茅君传弟哀，立盟契约，誓不慢泄、泄则太上科之，慎钦！慎钦！

出处：太玄部《云笈七签》卷之七十四。

## 彭君麋角粉方

组成：麋角，桑白皮，硫黄，菖蒲，酒。

制法：麋角三两，具不限多少，解开，厚三分，长五寸许，去心并恶物。用米泔浸之，夏三日，冬十日一换泔，约一月以上，似欲软，即取出；入甎中蒸之，覆以桑白皮，候烂如蒸芋，曝干，粉之。每斤入伏火硫黄一两麋食菖蒲，其精是入角也。

服法：以酒调服三钱。

主治功用：上方，彭君服之，寿七百七十九岁，后入地肺山，去不知所在。今人云彭逝，谬耳。别自有传此方者，又有人于鹄鸣山石洞获此方，文法皆同，不可宣也。

出处：太玄部《云笈七签》卷之七十四。

## 灵飞散方

组成：云母一斤成炼者，茯苓半斤亦可一斤，柏子仁七两，石钟乳七两，菊花五两亦可一十五两，术四两（一本人参七两），干地黄十二两亦可十五两，桂心七两，续断七两。

制法：以九物治下筛，讫，以生天门冬十九斤捣糜，绞取汁，以丸此药，汁多可和之，汁少者溲之。著铜器中，悬著甑下蒸，黍一斛二斗，熟出药，曝干，更治捣之令细，筛。

服法：服一方寸匕，旦服，无毒可多服饵。

主治功用：当食十日，身轻；二十日，耳目聪明；七十日，发白返黑，故齿皆去。若落去者而得更生。取药二七，七七以白蜜和之，捣二百下，止，丸如梧桐子，可得八十一丸。曝令燥，讫，视丸表里，相见如明月珠，或似萤火精珠，或赤或白，此仙人随身常所服药也。欲令头发时生者，日服此七丸，至发生，不白不落。若入深山不食，亦可作此丸，日七丸，不饥也。若头发不落未白，但可服散，可寿五六百年，不白耳。白者如前法，已白，服药，可至一百一十七年乃落耳。求道必仙，要至神仙，发齿更生，如三十时。求道服药，不头白。齿落者，老而服之，得仙之要。齿骨尸解，道之下者。凡作此灵飞散，服之三日力倍，五日血脉盛，七日身轻，十日面目悦泽、智虑聪明，十五日力作不知极，徐行及马，二十日力不复当，三十五日夜视有光。

出处：太玄部《云笈七签》卷之七十四。

## 治云母法（四）

组成：白盐一斤和合云母一斤，并捣之。

制法：上云母糜，勿筛，纳重布囊中授挺之，水汰盦味尽，纳绢囊中，悬令干，即成粉。一法以盐汤煮之，尽解如泥状，挺之为粉。

出处：太玄部《云笈七签》卷之七十四。

### 治云母法（五）

组成：云母一斤，大盐一斤。

制法：渍之铜器中三四日，蒸之一日，于臼中捣之为粉。

出处：太玄部《云笈七签》卷之七十四。

### 治云母法（六）

组成：用朴硝水三升，煮治云母一斤。

制法：取成粉，燥舒之。

服法：向日光看无芒便好，有芒勿服，服之久后，病杀人，宜精治之。

禁忌：又禁食血，是生肉、生干脯之类，血羹是熟血，却非所忌禁。生葱、蒜、生韭、酽醋、桃、李、木瓜、酸物并等不宜食。又忌流水，若江行及溪涧无井处，但煎熟食之亦得。大麦损云母力，亦宜慎之。服此药能断熏血，兼静修心气，得效尤速。不得面受，故此批上。

出处：太玄部《云笈七签》卷之七十四。

### 炼云母法凡十方

制法：炼之法，先薄擘去沙土，亦可先以东流水渍数日，乃捶破而擘之。讫，又以水淘沐百许过，极令清，乃随迟速用之。迟用者，当以五月久茅屋漏水，于白瓷器中渍之，百日漉出。若有水垢不洁，更以东流水浴之数过，漉令燥，其浮浊细者，亦别器盛之。八月中，以新布两人各持一端，亦可系竹竿头，于山野净草上拂取朝露绞汁，随复拂汁，足淹云母乃止，不必一朝取足。又以渍云母，六十日以外，便可取用。著温暖处，勿令寒冻。欲为粉者，便漉取令燥作熟，皮囊盛，急系口，手挼捺之。从旦至中，碎靡靡出，以绢筛过，余滓更挼捺，取尽止。若犹不细，以指捻看，尚见炅炅星文者，更于大木盆中，以少水溲如泥，研之良久，以水淘沐，细绢滤漉取余滓，更研淘取尽，清澄之；亦可授竟旦，以纱葛粗筛之，乃于白瓷燥盆中研之，绢漉如法，亦善；亦可先研，以粗绢澄，令燥，乃用皮囊授，细绢筛之；亦可露水渍，百日出，令燥，捣，以绢囊于水中漉汁，澄干治之。凡如此，皆成粉，唯令极细如面，指捻无复光明，乃佳。若犹嫌不精，可以露水煮粉散沸，出，口悬燥，乃更臼捣，重绢筛之。速用者，取洮竟薄擘，绢囊盛，纳汤中，出，浮寒水中又纳汤，又浮水中，如此十过易水，令冷，候视软，出曝干，革囊，捶便成粉。

（又法）取矾石三斤，皮囊盛，没汤中，令消释，乃以云母渍汁中一宿，则软如纸。更水洮去沫，研挼，所宜，急成粉。矾石有微毒，特须洮去。

（又法）矾石四斤，以东流水四斗渍之，取汁，以黄瓷器盛。云母十斤，烧令赤，纳汁中，又出更烧，使三过止。加盐如鸡子大，纳汁中烧；投令汁尽乃止。水洮去沫，渍澄自碎成粉。若不甚细，更挼筛之。用硝石亦佳。

（又法）云母十斤，葱白五斤，盐三升，水淹煮之。葱出，以水洮去盐味，研挼随意，则成粉，务其精至也。

（又法）捣麻母叶汁，以渍五云母，则糜如泥，研成粉。麻母生山谷，其树如梓样，纯白色，叶似樗而细，折之有白汁，山人蒸食之。

（又法）露水八升作汤，分半洮洗云母二十斤，如此再过。又取二升作汤，纳芒硝十斤，以云母渍中，二十日出，绢囊盛，悬屋头，使见风日，令燥，以水渍漉，皮囊捶之，从旦至中，乃细绢筛，滓复捶，令得上好粉五升。

（又法）薄擘云母十斤、硝石二斤，绢囊盛，置铜器中，酒一升、水二升半，合炭上煮之沸，出囊，投寒水中，用酒复煮。如此十上十下，靡靡然，于水中捶汁出，清澄成粉。此出《玉清法》。

（又法）取成汰云母，以地榆灰汁渍一月，细滤，治碎令熟，又以沸汤濯之，去灰气，十余过，凝干。取十斤煮，以桂五斤，细捶研，以水二升半煮之，令桂无味乃止。去滓取汁，以解云母如糜。此《崔文子法》。

（又法）苦酒渍云母，四十五日，出，治之水渍，搅去酸味，凝之，单绢袋盛，水中挼，令汁出，澄之。此《越师法》。

（又法）以茅屋水三升，铜器煮沸，同矾石三两，搯滓，纳云母一斤，煎五六沸，出，干治，洮为粉。凡炼治五云，惟宜精熟，不尔伤脏致疾，或于肠中生长、不可复治，故方家殷勤备说治之以火不如汤，多服不常，不如少服而长久也。

出处：太玄部《云笈七签》卷之七十五。

## 金丹法

组成：硫黄一斤通明者，细研如粉；山池石盐二两，亦细研如面；伏火北亭汁三两。

制法：上三味药，并同相和令匀，便取铁合，用米醋研上好香墨，浓涂铁合内三遍，候干。便入此三味药于合内，以文火逼合令热，候药化为汁，出尽北亭阴气，住火。候凝冷，便用硝石四两细研如粉，入于合足内，实按了，以黏纸封定合足。候干，方入于鼎内，用法泥固济。其法泥用雁门代赭如鸡冠色，左顾牡蛎、赤石脂等三味，各细捣如粉，入伏火北亭汁匀和，入臼内杵一千以来，方用。固济相合，并足周回，唯务紧密为妙。合鼎上用铁关关定，切在紧密。候阴干，便取铅三斤于铫子内，铅化作汁，用小铁杓子抄于合足四面，候匀遍。又更消熔，熔铅汁，渐渐灌于鼎内，直至鼎满合上二寸以来。便选成合日，夜半子时起火，初六两，日加一两，至六十日满足后。药鼎冷定，用小铁凿子凿去黑铅，开合取药，真如金色，便入于乳钵内，研细如粉。

出处：太玄部《云笈七签》卷之七十六。

## 黄帝四扇散方

组成：松脂，泽泻，干姜，干地黄，云母，桂心，术，石上菖蒲。

制法：上八味，精治，令等分，合捣四万杵，盛以密器，勿令女人、六畜诸污殗等见。旦以酒服三方寸匕，亦可以水服，亦可蜜丸如大豆许，二十丸至三十丸。

主治功用：此黄帝受风后四扇神方，却老还少之道者也。我昔受于高丘先生，令以相传耳。

出处：太玄部《云笈七签》卷之七十七。

## 王母四童散方

组成：胡麻，天门冬，白茯苓，术，桃仁，干黄精。

制法：胡麻四大两九蒸九曝，黑肥者，去皮，熬令黄香；天门冬四两高地肥甘者，干之；白茯苓五两白实者，亦当先煮，曝干；术三两时月采肥大者；桃仁四两，当用好者，仍须大熟桃，解核取仁，热汤浸去皮尖；干黄精五两，高地宿根者，干之。上六味，精治。先熬胡麻，后入诸药，捣三万杵，细罗为散。

服法：每日平旦以酒服三钱，暮再服，宜渐加之。亦可水服。如丸，即炼蜜和之，更捣万杵，丸如梧桐子大，自二十丸加至四十丸。

出处：太玄部《云笈七签》卷之七十七。

## 真人驻年藕华方

组成：藕华，藕根，藕实。

制法：上一物，七月七日采藕华七分，八月八日采藕根八分，九月九日采藕实九分，采合道毕矣，服方寸匕。授南阳刘长生，长生居清渊泽中北界，长生服药七十余年，不壮不老，长服神仙。藕实一名水丹芝，一名加实，一名芡实，一名莲华，一名芙蓉，其叶名荷，其小根名芋，大根名藕，其初根名菱，与鸡头为阴阳。以八月上戊日取莲实，九月上戊日取鸡头实，十月上午日取藕，各等分，阴干百日治之。

服法：正月上寅日旦，井华水服一方寸匕，日四五后，饭服之，百日止。

主治功用：主补中，益气力，养神，不饥，除百病，久服，轻身延年，不老，神仙。鸡头实，一名雁实，一名天门精，一名天禹，一名曜。味甘，治湿痹、腰、脊、膝病，补益气，强志，耳目聪明，久服，身轻，不饥，神仙也。

出处：太玄部《云笈七签》卷之七十七。

### 老君益寿散方（一）

组成：天门冬五两，去心，焙；白术四两；防风一两，去芦头；熟地黄二两；细辛三分；干姜一两，炮裂，锉；桔梗一两，去芦头；天雄半两，炮裂，去皮脐；桂心半两；远志一两，去心；肉苁蓉一两酒浸，去皱皮；泽泻一两；石斛半两，去根，锉；柏实半两；云母粉半两；石韦半两，去毛；杜仲半两，去粗皮，锉；牛膝半两，去苗；白茯苓半两；菖蒲半两；五味子半两；蛇床子半两；甘菊花半两；山茱萸半两；附子一两半，炮裂，去皮脐。

制法：上件药捣，罗为散。

服法：平旦酒服三钱，冬月日三服，夏平旦一服，春、秋平旦日暮各一服。

主治功用：药后十日知效，二十日所苦觉灭，三十日气力盛，四十日诸病除，六十日身轻如飞，七十日面光泽，八十日神通，九十日精神非常，一百日以上，不复老也。若能断房，长生矣！

出处：太玄部《云笈七签》卷之七十七。

### 老君益寿散方（二）

组成：黑豆五斗，大麻子一斗五升，青州枣一斗。

制法：上件黑豆净水淘过，蒸一遍，曝干，去皮，又蒸一遍，又曝令干。麻子以水浸去皮，共枣同入甄中，蒸熟取出，去枣核。三味一处烂捣，又再蒸一遍，团为拳大，又再蒸之。从初夜至夜半，令香熟，便去火，以物密盖之，经宿，曝干，捣罗为末。

服法：任性吃，以饱为度。遇渴得吃新汲水、麻子汤、柏汤。

主治功用：第一服七日，三百日不饥。第二服四日，约二千日不饥。若人依法服之，故得神仙。若是奇人服，即得长生。甚是殊妙，切不可乱传。

若食，犯之损人。如要食，即以葵子为末，煎汤服之，其药即转下如金色，此药之灵验也。

出处：太玄部《云笈七签》卷之七十七。

## 茯苓麨方

组成：茯苓三大斤，去黑皮，锉如酸枣大；甘草二小两，锉。

制法：上以水六大升，先下甘草，煮取三升，洒出，去滓，澄弃浊者。又入白蜜三大升，牛乳九大升，和茯苓煎尽。及热出，接令散，择去赤膜。又更熟接，令如面，阴令干。

服法：日三四服之，初服二方寸匕，稍稍加之任性。大忌松菜、米醋春秋合，不须著乳，临时著乳下。

出处：太玄部《云笈七签》卷之七十七。

## 十九主荒年绝谷不饥去俗方

组成：以成满日为始。胤丹一百二十分，白术三十六分，天花葚三十分，天门冬九十一分去心，真苏合二十四分，茯苓三十九分，松柏十二分，炼蜡四十九分，青木香二十四分，干地黄三十六分，大豆黄四十九分，松根白皮二十二分。

制法：上十二味为散，好炼酥三斤，入鼎为丸，如弹子大。

服法：日服五丸。

主治功用：日服五丸，久不饥渴，饮冷水及醇酒为佳，身轻目明，力作不倦，可以入山往险，亦无所殆，久久服者，神仙也。其辟邪魅，毒虫、蛇虺，皆不敢近。亦甚省睡，至梦相见如晨事，识与神通，久久谙知幽冥间事，当密之。忌血味、生菜、鲤鱼、大饭、陈臭，若绝谷者，则都不食余物。

出处：太玄部《云笈七签》卷之七十八。

## 三十三主痢下黄赤水若鲜血无时度方

组成：胤丹十二分，茯苓十八分，黄连二十四分，黄芩二十四分，黄檗十八分，龙骨十二分，犀角十二分。

制法：上七味筛。

服法：饮服方寸匕，日再，渐加至三匕为度。忌如前法。

主治功用：主痢下黄赤水若鲜血无时度。

出处：太玄部《云笈七签》卷之七十八。

### 三十四　主冷痢下浓血下部疼痛小腹胀满方

组成：胤丹十二分，干姜二十四分，吴茱萸二十四分，黄连二十分，厚朴二十分炙，豆蔻二十分去皮，白术十二分，赤石脂十八分。

制法：上八味下筛。

服法：饮服方寸匕，日再服，渐加至二匕，疾愈当止。忌如前法。

主治功用：主冷痢、下浓血、下部疼痛、小腹胀满。

出处：太玄部《云笈七签》卷之七十八。

### 三十五　主小儿惊痫壮热发作有时方

组成：胤丹二十八分，龙齿十二分，牛黄十三分，茯苓六分，人参八分，蚺蛇胆八分，麦门冬八分，甘草六分炙。

制法：上八味下筛。

服法：以牛乳和五钱匕服之，日再，尽此一剂。

主治功用：但惊痫除瘥，亦终身不染时气，永定心力，开聪明，强记不忘，亦不患温气无辜等疾。忌如前法。

出处：太玄部《云笈七签》卷之七十八。

### 祝去伏尸方

组成：商陆根。

制法：以正月五日，七月七日，取商陆根细切，以玄水渍之三日，阴干，可治为末。

服法：服方寸匕，玄水服下，日三服。

主治功用：百日，伏尸尽下，出如人状，醮埋之，祝曰：伏尸当属地，我当属天。无复相召，即去随故道，无还顾常。先食，服之，禁一切血肉、辛菜物。

出处：太玄部《云笈七签》卷之八十二。

## 除去三尸九虫法并药术

组成：附子七枚炮，芜荑二两炒，干漆二两炒令烟。

制法：上三物筛捣为散。

服法：常以空腹酒服一匕，日再服。

主治功用：七日而上尸去，九日中尸去，十二日下尸去。后当痢于盆中，即见三尸虫状。以绵裹之，葬东流水中，微哭之，咒曰：汝死属地，我得升天。别道而归，更勿反顾之。经三日后，或自于日中大哭，烦恼恍惚。勿自讶之，后当爽朗为道人耳。

出处：太玄部《云笈七签》卷之八十二。

## 刘根真人下三尸法

组成：蜀狗脊七枚，干枣二两，芜荑二两。

制法：上药并皆依法事，持杵罗为散。

服法：以清水服一合，日再服。

主治功用：七日上尸去，九日中尸去，十二日下尸去。其形似人，以绵帛裹之，埋于东流水，咒曰：子死属地，我当升天。易道而归，勿复回顾。三日之中当恍惚，后乃佳耳。

出处：太玄部《云笈七签》卷之八十二。

## 雌黄当归羌活独活苦参散

组成：雌黄，当归，羌活，独活，苦参。

主治功用：一岁而不嗜食，病愈身轻。

出处：太玄部《云笈七签》卷之一百零八。

### 草精生精章

组成：甘菊。

制法：得四两为菊花，四两清酒，煮一沸出之，曝干为末。

服法：每服方寸匕，以清水下。

主治功用：七日外精生不穷矣。

出处：太玄部《太玄宝典》卷下。

### 太一菖蒲丸散方

主治功用：太一菖蒲丸散方者，守中炼神，长生久视，填凝骨髓，补满脑血，久服紫色如少女之形。一名九转始精。菖蒲，一名昌阳芝草。

以上并出《上清九真中经内诀》以为主也。

出处：太平部《三洞珠囊》。

### 熏劳法

组成：好雄黄三钱，茜草二钱，款花二钱，玄参三钱，百部三钱，艾叶三钱，信石半钱，雌黄半钱，雷丸五钱，厚朴五钱。

制法：以上药物罗作末，以香炉有盖者封固，只留一小孔出烟。

用法：患人以纸塞鼻，以口开，吸其烟入腹。如久，则少吞清米饮，一日三次。虫死疾愈。

主治功用：治疗咳嗽、发热、骨蒸。

加减运用：加以百部、芜荑、人参、苏木，熔蜡和摊纸上，同前药加用熏之，后获有效。

出处：正一部《道法会元》。

### 诃黎散

组成：赤茯苓二两，木香半两，槟榔一两，当归一两，诃黎勒（诃子）皮二两炒，大黄一两，吴茱萸，汤泡七次，炒，半两。

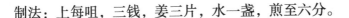

制法：上每咀，三钱，姜三片，水一盏，煎至六分。

服法：温服。

主治功用：治痨嗽，止气喘。

出处：正一部《道法会元》。

## 令人长生方

组成：谷楮二升。

制法：以七月取谷楮二升正赤者，阴干，捣水。

服法：服方寸匕。

主治功用：既令人久久见鬼，及见地下物。

出处：正一部《三洞道士居山修炼科》。

## 老子百华散辟兵度世方第三

组成：雄黄，丹砂，款冬花，远志。

制法：四物各二分，异治，合以七月百草花，成末二升，搅和之。若有县官之急，兵贼见围，及船行遭风，以水一斗以和药一两，以洗面及浴身体。此一升可足周三人，当又以和少许，以备卒急。若不得洗浴，当服如小豆者二丸，厄即自度也。

服法：若凶年多疾疫，服半钱匕。

主治功用：其方能辟三兵，却众邪，解厄难，延年命，得之者长生。若他人弟子运命有厄者，以药与之，即可免脱矣。

禁忌：先服之，禁熏菜及六畜肉。

出处：正一部《上清明鉴要经》。

## 无名方（四）

组成：曾青一斤，青葙（草决明）一升。

制法：当以立春之日，掘家东寅地，宅内外无在也，要欲得善土非灰壤者。掘为坑，令深三尺，方三尺。以曾青一斤，治为屑，裹以羊附来，沃以青箱一升，复其土，筑其上。

七日当有青云来覆其上，七十日生青气，连其上青云也。百日上生芝，其状如图。以寅卯之日，从日下以青缯三尺执骨刀，禹步而刺取之，慎无以顾也。归，阴干百日，治为屑。

服法：服一刀圭，以井华水，日服三。

主治功用：芝尽，即能轻举，当有神来迎之，白日升天，与天地无穷矣。

出处：正一部《上清明鉴要经》。

## 无名方（五）

组成：丹砂二斤，玄参二升。

制法：当以立夏之日，于南山之阳掘地为坑，深八尺，方八尺。以丹砂二斤，治为屑，裹以雄黄赤色者，碎研去其夹石，以丹屑纳其中，沃以玄参二升，复上土，筑其上。八日当有赤云常覆之，八十日上生赤气如烟，与赤云连。百日上生赤芝，如图状。以巳午之日，从日下禹步，以绛组缇缯八尺，以木刀采之，再拜而去，勿复顾也。还阴干百日。

服法：治服方寸匕，日一，皆以清旦日始出未一丈时，以井华水送之。

主治功用：尽则三尸九虫、七疾、野犬、肺瘕积聚、百病皆化为浊血，从鼻口中出，以井华水洗之，即能步行水上，焰火不灼，绝谷不食。

禁忌：去世者勿入房室，绝血食，即有龙车众仙来迎之。欲止民间，慎勿种此芝也。

出处：正一部《上清明鉴要经》。

## 无名方（六）

组成：黄金一斤，灵山鹤膝草一升，清酒一斛，浮萍一斛。

制法：当以立秋之日，于西山之阴掘地为坑，深六尺，方六尺。以黄金一斤，火洋之，投坑中，灌以灵山鹤膝草一升，清酒一斛，浮萍一斛，覆其上土，筑之。六日上有白云来覆之，六十日上生黄气如蒸，上连白云。百日上生黄芝，如图状。以申酉日、申酉时，从日下以白素六尺，禹步以金刀采之，再拜而去，无复顾。还阴干百日。

服法：治服三指撮。

主治功用：芝尽，老者更少，少者华色生，头白皆黑，齿落更生。

出处：正一部《上清明鉴要经》。

## 无名方（七）

组成：雄黄三斤，麻油二升。

制法：当以立冬之日，于北山之阴掘地为坑，深入五尺，方五尺。埋雄黄三斤，治之，以熟铜器盛之，灌以麻油二升，覆以雄黄粉一斤，覆土筑之。五日上有黑云来覆之，五十日上生紫气，与黑云连。百日上生紫芝，如图状，其夜则光照一里之内，天阴见毫毛也。以壬癸日，从日下以角刀禹步，以黑缯五尺采之，再拜去，勿后顾也。阴干百日，以子亥日治末。

服法：服五分匕，日一，以夜半时北向服之也。

主治功用：芝尽，则老化为童子。女人亦可服此芝者，司命太一遣仙官下迎之，寿与天同，斫刺不入，火烧不燥，溺水不湿，五毒远之，邪鬼避之，不知饥渴。

出处：正一部《上清明鉴要经》。

## 太一胎精菖蒲圆散方（一）

组成：菖蒲一斤，取石上生，一寸有八九节者，削去外皮，秤取一斤，以著白蜜一斗中，渍之一日一宿，出曝菖蒲令燥，燥又纳蜜中，渍曝取尽一斗蜜乃止。锉切菖蒲，捣为散，以温和五脏，补耳目不足，塞诸腠理，美华色。若体中宿有客热、八风关痹者，当用水中菖蒲。

甘草十两，取坚实好者，削去上皮，捣为散，以和六腑，益胃开灵，是曰胃家之治。

茯苓七两，取正白者，削去上皮，捣为散，以和血液，益精神，去痰积，宿气不定者也。是曰肝家之治。

人参六两，取白色而有润泽者，可用捣为散，以调五脏，治肠中宿疾，和口齿津液，明目远视，摄魂理魄，是曰脾家之治。

当归五两，取好者，捣为散，主诸急痛，治积气不消，益精神，和不仁，去脏中寒，是曰肺家之治。

术五两，捣为散，去痰癖，积饮停水，治脏中百病，镇骨节，纳精神，守年命，益脏气，是曰肾家之治。

防风五两，捣为散，治湿痹八风所病，止恍惚，益精液，是曰骨家之治。

远志五两，捣为散，开五脏、管窍塞滞之病，是曰六腑津液，心家之治。

菊华三两，捣为散，留魂神，制七魄，益眼光，养脑气，是曰肠家之治。

制法：上九种散，以次纳臼中，都一治，令合会，更捣三千杵。药成，盛以密器中，勿令气泄也。筹量一月之中，令得九服耳。

服法：服之或以平旦，或以食后，或以夜半，随宜任意。若欲丸者，以白蜜，又捣千杵。服散，日四方寸匕上；服圆，日四十圆，如梧子。

主治功用：太一胎精宝记内济之方，守中炼神，长生久视，填凝骨髓，补满脑血，徘徊精液，益气保真，合津定命，五脏受灵，精景上摄，玄根不倾。久服此药，色如少女。一名九转胎精太上宝方，不老长生，太一之秘要也。

若体中先有邪气之病，志意恍惚，及有虚损之劳者，当令一月之中，作十五服也。

出处：正一部《上清太上帝君九真中经》。

## 太一胎精菖蒲圆散方（二）

组成：麝香七两，鹿茸四两。

制法：与九种散合治，俱捣三千杵。

服法：妇人女子皆可服。所服用水，饮无在多，唯令药进下喉者也。亦可日日服药，药无毒，无禁忌。合药时斋三日，不欲令人临见，唯执事者亲营之耳。

出处：正一部《上清太上帝君九真中经》。

## 太一胎精菖蒲圆散方（三）

组成：鹿茸四两，太一禹余粮八两。

制法：当先捣鹿茸四两为散，然后治合九种散中，仍俱捣三千杵耳。亦可入太一禹余粮八两，代麝香、鹿茸之用，又佳又任意，若代一种者，用余粮四两耳。

出处：正一部《上清太上帝君九真中经》。

# 第六章　汤　剂

　　汤剂，又称水药、汤液，一般认为其始于商代，传乃伊尹所发明，是中医传统的剂型之一。它是在中医学理论指导下，将一种或数种药物有机地配伍结合，加水（亦有加醋或加酒者）煎煮到一定时间或浓度，经过滤滓取汁（汤）饮服的一种剂型。中医认为，汤剂有扶助正气、祛除病邪的功能，有服药后吸收快、疗效速、用途广等特点。且又能按照辨证论治的要求随证组方，有很大的灵活性。适用于内、外、妇、儿、五官等科的多种疾病。金代医学家李东垣说："汤者，药也，去大病用之。"中医汤剂的使用极为广泛，据统计，《千金要方》中汤剂是出现最多的剂型[①]，而《伤寒论》一百一十三个方剂中，绝大部分也是以汤剂剂型出现的[②]。《道藏》非医典籍中共计整理出汤剂 26 个。以下所有汤剂按照其在三家本《道藏》中出现的先后顺序列出原文内容。

## 吐阴痰饮方

　　组成：甘草二两生用，茯苓二两。

　　制法：煮茶汁，可五六升许浓汁者，切前药相和煮，取六升绞去滓。

　　服法：微温服三升，令顿，即以物剔喉中，令吐，吐已，又温服三升，别令极画所吐，当引痰涎出矣。又煮单茶汁三升许，加少许生姜、橘皮，稍

　　① 许霞.《备急千金要方》方剂剂型统计与分析［J］.安徽中医学院学报，2010（1）：5－8.

　　② 谢成焯.《伤寒论》方剂剂型及煎服法浅探［J］.北京中医杂志，1985（3）：36.

热服，渐渐啜之，便仰卧，以手按摩胸臆，下至心腹，暖覆衣便卧良久，自此后勿食酸咸诸物。

出处：洞真部众术类《修真精义杂论》。

## 泻阴宿泽方

组成：大黄、白术、赤茯苓、生姜，以上各二两；大槟榔三枚；吴茱萸、甘草炙、枳壳炙，以上各一两。

制法：大槟榔三枚，去皮，切碎水浸，文火煮过，别筛为末，上切以水五升煮取二升，汤欲成，纳大黄煮一沸，绞去滓。

服法：分温再服，纳槟榔末一半，如人行五六里又服，以得三四行快泻为度。初一服若不觉转利，后服亦可加炼成朴硝半两服之。

禁忌：自此后勿食生冷坚硬滑诸物。十余日将息平和，讫，然可服气饵药。凡吐泻皆以月三日后十五日以前，天气晴和为佳。其日风雨阴雾及十五日以后，慎不得吐泻。

出处：洞真部众术类《修真精义杂论》。

## 出火毒法

组成：五加皮、地榆、余甘子以上各一斤，硝石、甘草各四两。

制法：上件药共捣罗为末，和丹以水同煮，旋旋添水，煮七日七夜，取出，入寒泉中，一月日。即入牛乳中，煮一日后，又入瓶，以重汤煮一七日，取出，候干，细研极细，以枣肉丸之。

主治功用：祛丹药火毒。

（又法）

以火炙甘草，含化咽津液，渐渐解之。更煎甘草汤放冷吃，亦得解之。

（又法）

入药于竹筒中，筒须刮去青皮，用生绢布重重裹筒头，坐于锅中，须满著黑豆，不得令豆没了筒口，旋旋添水，煮之三伏时。其筒中又以汤化蜜，著人，重汤煮之，耗即添，勿令筒侧。如此日足即出，以水飞过，枣肉丸麻子大，空心津下二丸。

出处：洞真部方法类《还丹众仙论》。

## 去伏尸三虫方

组成：桃叶，苦酒。

制法：用三月三日取桃叶，捣取汁七升，以苦酒合煎，令得五六合。

服法：先食顿服之，宿无食。

主治功用：去伏尸三虫。

出处：洞玄部神符类《太上灵宝五符序》卷中。

## 肾沥汤

服法：三伏日服。

出处：洞神部灵图类《四气摄生图》。

## 补肾气肾沥汤丸

组成：羊肾一个，去脂膜，猪肾亦得；茯苓、芍药、玄参、生姜、地黄，各四铢；人参、甘草、泽泻、五味子、防风、苍芎、当归、黄芪，各三分；桂二铢；地骨皮、磁石，各五铢。

制法：上捣作煮散；先用肾一个，作四五片，以米一合，姜一块，葱白一茎，以水三碗煎取汁两碗，去肾、米，下药。

服法：煎取一盏半，分作两服。空心服后，以米、肾煮粥食之。

出处：洞神部灵图类《四气摄生图》。

## 胡麻汤（一）

组成：巨胜三大升，茯苓三两，酥蜜。

制法：巨胜，去皮，九蒸九曝；茯苓细研为末。

煎法：先下巨胜末，煎三两沸，次下茯苓末，又煎数沸。

服法：遇渴时，饮一两盏佳。

主治功用：养气润腹，止渴，止思食之念。

出处：洞神部方法类《太清中黄真经》。

## 四时枸杞汤

主治功用：善其咽气。

服法：时饮一两盏。

出处：洞神部方法类《太清中黄真经》。

## 葵子汤（一）

组成：葵子一升，猪膏一斤。

煎法：以水五斗，煮取二升，去滓。

服法：稍稍服之，须后下尽乃止。亦可合米作薄粥饮之，蜀苏亦佳。

用法：断谷后脱欲还食谷者。

出处：洞神部方法类《太清经断谷法》。

## 葵子汤（二）

组成：葵子，硝石。

制法：葵子、硝石分等末。

服法：以粥清服方寸匕，日再，十日药去尽，乃可食谷。亦可各取一升，以米三升煮取一升，日三服。

出处：洞神部方法类《太清经断谷法》。

## 葵子汤（三）

组成：大麻子。

制法：大麻子研碎，煮令熟，饮五升取下。亦可合作薄饮，每令食肥滑物为善。

出处：洞神部方法类《太清经断谷法》。

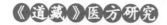

### 续命汤

主治功用：宜发汗、吐利、针灸。

出处：洞神部方法类《混俗颐生录》。

### 柴胡汤

主治功用：虚热。

服法：时服。

出处：洞神部方法类《混俗颐生录》。

### 紫苏汤

出处：洞神部方法类《三元延寿参赞书》。

## 无名方（八）

组成：即宜以童子小便二升并大腹槟榔五颗，和子细切，煎取八合，下生姜汁一合，和腊雪三分或二分。

服法：早朝空心分为两服，泻三、两行。

主治功用：夏月冷吃物稍多，至秋患赤白痢兼疟；夏月所食冷物及膀胱有宿水、冷脓，悉为此药行逐，即不为患耳。此药是乘气汤药，纵年老之人，亦宜服之，且不夺气力，兼不虚人，况秋利又当其时。此汤理脚气，兼理诸气，其方甚克效。

出处：洞神部方法类《混俗颐生录》。

### 甘草汤

服法：急吃。

主治功用：误服三大丹（神符、白雪、九转），忽觉发动不安。

出处：洞神部众术类《悬解录》。

## 无名方（九）

组成：远志去心。

制法：以水煎之。

服法：于春分之日，日未出而吐之。饮二盏，吐之。

主治功用：不疫者也。

出处：太玄部《黄帝内经素问遗篇》。

## 胡麻汤（二）

组成：巨胜，茯苓，酥蜜。

制法：取上好巨胜三大升，去皮，九蒸九曝；又取上好茯苓三两，细杵为末。先下巨胜末煎三两沸，次下茯苓末，又煎数沸，即入少酥蜜。

服法：渴即饮一两盏，兼止思食。

主治功用：此物能润肠养气。

出处：太玄部《云笈七签》卷之十三。

## 解秽汤方

组成：竹叶十两，桃白皮四两。

制法：上以水二斗，煎取一两沸。

服法：适寒温，先饮一盏，次澡浴，兼以水摩发。

主治功用：秽自散也。

出处：太玄部《云笈七签》卷之四十五。

## 薜荔汤

组成：生姜，甘草，桂心，五味子。

制法：汤中著少生姜，或煎姜蜜汤亦得。如觉心中满闷，即咬嚼些甘草、桂心、五味子等并妙。

主治功用：但服气不失其节，即气自盈满，纵出入行人事，或对宾客语言谈话，种种运为，百无妨废。及成之后，更不服气，气亦自足。穷神极理，妙不可言。须食即食，须休即休，复食复气，唯意所在。每日饮少许酒引气，切慎果子、五辛、邪蒿、胡荽、芸苔、椿等，此物深乱人气，慎勿食之。如能至心，三七日中，可以内视五脏，历历在目，神清形静。行之七日，其效验也已自知之，更须专精，二十日来不食，即腹中尽，腹中尽之后，吃一两杯煮菜、苜蓿、芥菘、蔓荆及枸杞、叶葵等，并著少苏油、酱、醋取味食之，勿著米、面，所欲腹中谷气尽耳。更四五日，除菜吃汁，又三数日后，即总停之。可三十日，即自见矣，所谓不寒不热，不渴不饥，修行至此，世为神人，即吾道成矣。

出处：太玄部《云笈七签》卷之五十八。

## 炼麻腪法

组成：清水，麻腪，葱，薤白。

制法：炼麻腪之法，用清水五斛，麻腪一斛，葱、薤白各二斤，合水、腪、葱、薤四物，合煎取一斛止。作紫蕊腪，当以寂静处发火，以木盖盖铜器上，勿令腪烟散出。

服法：炼腪亦可单服。

主治功用：以致延年。

出处：太玄部《云笈七签》卷之六十八。

## 追虫符

组成：凡用，以五枝一蒿散，神授川椒散，秦川剪红丸。

制法：朱书，加火符于上。要桃仁去皮研膏煮汁，入米作稀粥。

服法：空心清旦一服。又用桃叶捣汁服，酸石榴东引根水煎汁服。更初服，天明虫物自下，令患人饮稀粥补之。

主治功用：杀尸虫之因。

出处：正一部《道法会元》。

## 又药法（二）

组成：以青蒿、鳖甲、生嘉禾散等分。

服法：乌梅姜枣煎服。

主治功用：一月即获安愈。

出处：正一部《道法会元》。

## 枣水

制法：取好大枣十枚，以水熟煮，去皮洒取汁，煎得三升。

服法：渴饮之以为常。其食枣日，可煮十枚，若有饥者，远至二十、三十枚为限。若不饥，勿食也。以饮水为事，水不可极多，无饮冷水，常煮水，令熟而饮之。

主治功用：服气调习，不复饥渴。饮玄水，虽助气为力，饮过一斗以上，则乱气道，饮水则塞气经脉。得气之后，唯饮枣水。

禁忌：其若居世俗官，行作习气调炼气道之法，不得食一切血肉，及生菜、荤辛、生五果，当食熟煮，少食之，明慎奉行。

出处：正一部《三洞道士居山修炼科》。

## 玄水云华浆

一名云藏朱浆。

服法：日服五合。

主治功用：面童颜而体香。

出处：正一部《上清道宝经》《上清太上帝君九真中经》。

## 太一玄水云华浆法

一名曰云茂朱浆。

组成：茂实三斛，白蜜一斗。

制法：取茂实三斛，阴闭器中，百日自化为水。以白蜜一斗合和，微火煎之，令三沸止。

服法：日服五合。

主治功用：使人体香，而面有童华，神仙秘方也。

加减运用：茂水少者，以炼腴四斗，清水一斛，都合茂水共煎，取四斗乃止，微其火。

出处：正一部《上清太上帝君九真中经》。

# 第七章 酒 剂

以白酒或黄酒为溶媒，配以一定中药组方的药料，经密闭浸泡一定时间，使药物中的有效成分浸出，其浸出的澄清液即为酒剂，又称"药酒"。酒剂是较具特色的一种剂型，原文对酒剂药物组成与制备方法也记述的较为详细，有较高的现代利用价值。《道藏》非医典籍中共计整理出酒剂22个。以下所有酒剂按照其在三家本《道藏》中出现的先后顺序列出原文内容。

## 神仙酿酒方

组成：生地黄十斤，生姜三斤，刮去皮；天门冬五斤，剥去皮。

制法：皆细切合捣，令如齑。以美酒一斛渍之，分著两罂中，密塞其口，以罂著大釜中熟煮；使发罂塞，热气勃勃，射出则可也。

服法：冬夏常温服一升，仍以卧，当觉药气焖焖，流布身中。

主治功用：此酒补虚劳，益精气，令人健饮食，耐风寒，美颜色，肌肤光泽，延年。

出处：洞玄部神符类《太上灵宝五符序》卷中。

## 术酒方

组成：术成末五斗，美酒一斛。

制法：绢囊盛之，渍一斛美酒中，十日出术曝干之。

服法：仍以术酒服三方寸匕，日三，或以秫米饭投酒中，合酿酒成，亦良食其滓。

主治功用：治百病神。

出处：洞玄部神符类《太上灵宝五符序》卷中。

## 神酒方（一）

组成：桂三斤，天门冬成末五升，米酿酒五斗。

制法：桂三斤（一云三尺），精治取其肌，天门冬成末五升，纳绢囊中，置五斗米酿酒中成。

服法：服之多少随意。

主治功用：治百病，益精补气，令人美肌色。

出处：洞玄部神符类《太上灵宝五符序》卷中。

## 胡麻酒方

组成：胡麻五斗，秫米饭一斛。

制法：用胡麻五斗，熬之令香，捣使熟，以搅一斛秫米饭中，酿之如常酿法。

服法：酒成饮之，多少随意。

主治功用：令人肥白，肌肤润泽。

出处：洞玄部神符类《太上灵宝五符序》卷中。

## 地黄神酒方

组成：秫米五斗，麦曲三斤，生地黄十斤，米饭三斗。

制法：用秫稻米五斗作粥，绞去滓，令得二斗，纳好麦曲三斤，令浮起酒香。取生地黄十斤，小曝干之，熟捣之，细炊一斗米饭，合纳汁中，搅令相得，封泥经日，视地黄熟，但有筋脉，再绞其滓。又炊二斗米饭，纳中酒熟。

服法：饮一升，日三。

主治功用：治百病，五劳七伤，续骨连筋，填骨髓，久服延年。

出处：洞玄部神符类《太上灵宝五符序》卷中。

## 章陆酒方（一）

组成：秫米三斗；小麦曲十斤；天门冬成末一斗；章陆令白，十斤干末之。

制法：合酿六十日，酒成，绞去滓。

服法：饮酒多少随意。

主治功用：久服断谷，令人腹中肥，久久则益气，去三虫，杀伏尸，治男女五劳七伤，妇人产乳余病，带下，去赤白。使人耳目聪明，益神智，除面皯瘢痕皆灭。

出处：洞玄部神符类《太上灵宝五符序》卷中。

## 章陆酒方（二）

组成：章陆一斤。

出处：洞玄部神符类《太上灵宝五符序》卷中。

## 枸杞酒方（一）

组成：枸杞根百斤，生地黄三十斤，曲三斤，赤黍米五斗。

制法：枸杞根，好治令洁净，百斤，细锉之，大釜中益水煮之，绞去滓。器中澄之，去下滓浊，令得五斗。生地黄三十斤，净洗之，捣绞取汁，合枸杞汁中。方用曲三斤，捣令细炊，赤黍米五斗，馈以药汁，饭熟合曲，投药汁中酿之。

服法：酒熟饮之，随意多少，无常限也，唯不欲令人醉。

主治功用：治百病，益气力，延年命。

出处：洞玄部神符类《太上灵宝五符序》卷中。

## 五茄（五加）酒方

组成：五茄一斗。

制法：取五茄锉之，令长一寸，一斗锉取一斗，美酒渍之，十日成。

服法：温服之，勿令多也。

主治功用：令人耳目聪明，齿落更生，发白更黑，身体轻强，颜色悦泽，治阴痿，妇人生产余疾百病，令人多子。

出处：洞玄部神符类《太上灵宝五符序》卷中。

## 天门冬酒方（一）

组成：天门冬根。

制法：以秋取其根，渗洗绞取汁，多少在意，以渍米曲，如丸酿法也。

服法：服之多少无常，唯不欲大醉，无所禁。若别取根干末，以此酒服之，多多益善。若绞汁不尽，自可以水漱之，更捣绞取汁也。经久则醋，当以罂盛酒，釜中煮之，则辟醋也。

主治功用：此药治百病，安神养气，令人长生不死。

出处：洞玄部神符类《太上灵宝五符序》卷中。

## 天门冬酒方（二）

服法：一方云：酒服方寸匕，日三四，多多益善。

出处：洞玄部神符类《太上灵宝五符序》卷中。

## 真人酿天门冬酒方

组成：天门冬根，渍米曲。

制法：以秋取其根，熟捣绞取汁，多少自在。渍米曲为酒，如常酿法也。又采根曝之，捣下筛。

服法：以此酒服方寸匕，日三四，无令大醉，无所禁。

主治功用：服药三年，百病皆愈，癫虫皆穿皮，从关节出去。三年头发、秃眉更生，十年司命上生籍；二十年冬不寒，夏不热，三十年百岁翁如十五童子。四十年之后与神通，当有神女持药来，如得服之，此神药也，三日后蚕蜕身仙矣。虽已得服神丹，得此酒益佳也。

出处：洞玄部神符类《太上灵宝五符序》卷中。

## 健体仙酒方

组成：术、地黄各二十斤，五茄二十斤。

制法：削去上皮，皆细锉，水一石五斗煮，令得石二斗，去滓以浸曲，酿一石黍米，如作酒法。欲少作者，二斗米以上为法，五茄、地黄各四斤，五茄但取茎耳。

服法：酒熟可饮酒一杯，日三服之。

主治功用：一月肥健，二月身有光泽，走及奔马，无所疾苦。

出处：洞玄部神符类《太上灵宝五符序》卷中。

## 治百病神酒方

组成：大麻子、麦曲各五斤。

制法：先细治麻子，曲下筛，合渍一石水中三宿，绞去滓，炊五斗黍米，投之适寒温，再宿药成。米欲得白鲜好。

服法：服之多少自在意。无令中寒水，药不成。

主治功用：先服此药酒，百日后乃行诸道也。

出处：洞玄部神符类《太上灵宝五符序》卷中。

## 灵宝服食地黄枸杞酒方

组成：枸杞根茎百余斤，地黄根二十斤，好曲三斤，赤黍米三斗。

制法：取枸杞根茎百余斤，洗去上垢，细锉，大釜益水煮之，煎令得五斗许汁，去滓，以绢滤令清。取地黄根二十斤，洗去土，捣绞取汁。又重以枸杞汁一斗许，浇地黄滓，绞取汁令尽，两都合地黄、枸杞汁，取好曲三斤，细捣以汁，渍曲赤黍米三斗，淘沃炊之，下馈以地黄、枸杞汁浇之，挤去曲滓，黍熟酿之。

服法：熟，随人能否饮之，取不醉，无常数也。

主治功用：治风湿宿寒，上气虚羸百病。久久服，延年长生。欲令目明者，取地肤屑，以方寸匕，用酒服之。

禁忌：禁房室、猪肉、生鱼、堇菜。

出处：洞玄部神符类《太上灵宝五符序》卷中。

## 天门冬酒方（三）

组成：天门冬三十斤，门冬汁一斗。

制法：天门冬三十斤，洗净，绢囊盛之。又以门冬汁一斗，浇酿饭，酿一石米法也。纳曲至醅，如常法。纳囊于器底，乃纳饭，封泥之。三十日酒熟，绞去天门冬滓。

服法：饮之勿大醉。尽一斛。以此酒服门冬丸，又可服菊华，柏子，大良。

主治功用：令人百病愈，身体玉泽。

出处：洞玄部神符类《太上灵宝五符序》卷中。

## 枸杞酒方（二）

组成：枸杞百斤。

制法：枸杞百斤，细锉，如合茎，洗去土煮之，视中茎剥皮，即燥者，是熟也。去滓出其汁，复煮之生者，如前法。一斛米用百斤枸杞煎汁，令多少足酿一斛米。精黍米若秫米，熟簸之，以湿布拭令净，渍著枸杞汁中，释炊之下馈，以枸杞渍曲，曲如常酿法。欲作清酒者，著醅。

主治功用：治风五劳七伤，益骨力。

出处：洞玄部神符类《太上灵宝五符序》卷中。

## 枸杞酒方（三）

组成：蜀椒三十斤，合酿，胜独也。

出处：洞玄部神符类《太上灵宝五符序》卷中。

## 枸杞酒方（四）

组成：地黄三十斤。

制法：合之，煮如枸杞法，合用淹一石米。

主治功用：益髓。

出处：洞玄部神符类《太上灵宝五符序》卷中。

## 作神酒方

组成：稻米三斗；曲三斤；大附子十枚，酿不下水；醇酒三斗。

制法：宿曝令干治末之。欲得一斗酒，取方寸匕著一斗水中，须臾成美酒。

服法：服之多少，在人能否耳。

主治功用：令酒与诸药曝之俱燥，便合末成屑，并治寒疾。

出处：洞玄部神符类《太上灵宝五符序》卷中。

## 神酒方（二）

组成：天门冬三斤，米一斗。

制法：炊令熟，少其水没沮天门冬，囊盛酿之，已熟都合济。

服法：饮勿取醉。

主治功用：尽一斛酒，百病消愈。

禁忌：勿食菜蒜。

出处：洞玄部神符类《太上灵宝五符序》卷中。

## 黄精根酒方

组成：黄精根。

制法：阴干五十日成，取实一斗，渍以甘水，二斗为浆。

服法：若酒服之为常。

主治功用：可不死也。

出处：洞玄部神符类《太上灵宝五符序》卷中。

# 第八章 膏 剂

膏剂既不是像汤剂一样的液态剂型，也不是如丸剂、丹剂一样的固态剂型，明代缪希雍的《炮炙大法》中称："膏者，熬成稠膏也。"[①] 膏剂常具有滋补之作用，是中医传统的剂型之一。根据处方要求，在药物中加入规定的辅料或基质，通过一定制作程序，把药物制作成半流体、半固体、固体三种不同的剂型。有内服"膏滋"，外用"油膏"及"膏药"等。中医认为，内服"膏滋"有祛邪扶正、调理滋补的功效，主要用于治疗慢性疾病，对久病体虚者，有强身保健、延年益寿的作用；外用"油膏"有消炎解毒、祛腐生肌的功能，可治疗外科疮疡痈疽及水火烫伤等；外用"膏药"有活血消肿、散结止痛的功效，可用于治疗骨伤科的跌打损伤及外科癥块瘀肿，也可用于内科疾病。《道藏》非医典籍中共计整理出膏剂 13 个。以下所有膏剂按照其在三家本《道藏》中出现的先后顺序列出原文内容。

## 理润气液膏方

组成：天门冬、黄精、地黄、术，以上各五升；茯苓二两；桂心、甘草炙，以上各三两；薯蓣、泽泻，以上各五两。

制法：天门冬、黄精、地黄、术各煎，讫，相和匀，上并捣，以密绢筛令极细，纳诸煎中；又纳熟巨胜、杏仁屑三升，白蜜二升，搅令调，重汤煮，搅勿住手，令如膏便调强为佳，冷凝，捣数千杵，密器贮固之。

---

① 许霞. 宋以前方剂剂型的历史研究［D］. 中国中医科学院，2010.

服法：少出丸服，每早晨以一丸如李核大含消咽之，日再三。此药宜八月、九月合，至三月以来服之。若三月、二月中更煮一度，令稠硬，则经夏不复坏。

主治功用：补益脏腑，调理气机。

出处：洞真部众术类《修真精义杂论》。

## 灵宝膏方

组成：栝楼五枚，取好乳香五块如枣大。

制法：二味各细研，以白砂蜜一斤，同煎成膏。

服法：每服三钱，温酒化下。

主治功用：治发背、诸恶疮肿漏。其母服之，立痊。

出处：洞真部记传类《纯阳帝君神化妙通纪》。

## 胡麻膏

组成：胡麻膏一斗，薤头（薤白）三斤。

制法：微火上煎之，令薤焦黄，绞去滓。

服法：以酒服之，日中一升。

主治功用：百日以去，服之肌肤充盛，二百日老者更少，三百日延年益寿。久服神仙也。

出处：洞玄部神符类《太上灵宝五符序》卷中。

## 乐子长炼胡麻膏方

组成：膏二斗，水一斗，薰陆香二升，沉香二升。

制法：以二斗膏、一斗水，合二升薰陆香、二升沉香，屑二两合煮，令水尽，唯余膏在。剂其屑。

服法：日以酒服五合。

主治功用：百日玉女侍之神效，五百日神仙至迎人去。

出处：洞玄部神符类《太上灵宝五符序》卷中。

### 乐子长服胡麻法

组成：胡麻一斗，酒五斗。

制法：熬胡麻一斗，令香捣为屑，令如粉，囊盛，纳五斗酒中，封泥二十日。

服法：以酒服胡麻膏也。屑亦可服。

出处：洞玄部神符类《太上灵宝五符序》卷中。

## 无名方（十）

组成：马屁悖（马勃）不以多少，生姜汁，牛皮胶。

制法：用麻布捐细末。生姜汁、热牛皮胶化入马屁悖，如膏药上。

用法：上用皮纸摊药，贴之立止。

主治功用：治闷胸剞气，疼痛不止者。

出处：洞玄部众术类《黄帝太一八门逆顺生死诀》。

## 断谷常饵法（二）

组成：茯苓末五斤；生栗末五斤；胡麻九蒸九曝，为末，五斤。

制法：上三味，先以水一石，煮肥大干枣五斗，令减半出，研滤令皮核极净。更以水一斗，别洗取皮核中甜味，令尽。以微火煎如稠糖，下之，令冷，和药捣一万杵，密封。

服法：稍稍饵以当食，不食不废服大药。

出处：洞神部方法类《枕中记》。

## 无名方（十一）

组成：取向南面术一十六斤，以水洗浸净，白茯苓去皮三斤，天门冬去心三斤，三味入臼内。

制法：杵三千五百下，令若烂泥相似，同入一瓦釜中，用水一石，慢火煎熬至三斗，取滓不用，再熬其汁成膏状，若蜜汁许，封入瓷罐中。

服法：每日用好酒，空心化下半两。

主治功用：服之百日，宿疾顿消，万病除矣。服之一年，五脏缠绵，肉身光莹，自然不食五谷，心清神爽，寒暑不侵，容貌泽润。服至三年，身生玉瑛，项有圆光，久久服之，以出生死，云行方外，名曰精行仙人，乃志芝草得道者也。

禁忌：忌食荤肉、葵菜、酸咸、房室之事。

出处：洞神部方法类《太清金阙玉华仙书八极神章三皇内秘文》。

## 治润气液膏方

组成：天门冬煎五升，黄精煎五升，地黄煎五升，术煎五升，以上煎，各煎讫，相和著；茯苓二两；桂心二两；薯蓣五两；泽泻五两；甘草三两炙。

制法：上并捣，以密绢筛令极细，纳诸煎中；又纳熟巨胜、杏仁屑三升，白蜜二升，搅令稠，重汤煮，搅勿令住手，令如膏便调强为佳，冷凝捣数千杵，密器贮固之。

服法：少出充服，每早晨以一丸如李核大，含消咽之，日再三。此药宜八月、九月合，至三月以来服之。若三月、二月中更煮一度，令稠硬，则经夏不复坏。

出处：太玄部《云笈七签》卷之五十七。

## 合上元香珠法

组成：用沉香三斤，薰陆香二斤，青木香九两，鸡舌香五两，玄参三两，雀头香六两，占城香二两，白芷二两，真檀四两，艾香三两，安息胶四两，木兰三两。

制法：凡十二种别捣，绢筛之。毕，纳枣十两，更捣三万杵，纳器中，密盖蒸香一日。毕，更蜜和捣之，丸如梧子，以青绳穿之，日曝令干。

主治功用：此三皇真元香珠，烧此皆香彻九天。上出《洞神经》。

出处：太平部《无上秘要》。

## 金精冶炼之膏

主治功用：《飞行羽经》上云：金精冶炼之膏，食之一口，得寿七万年。

出处：太平部《三洞珠囊》。

## 作香玄腴法

组成：用麻腴一斛，真檀一斤，青木香一斤，玄参一两，香珠三两。

制法：捣碎内腴中，密盖之，微火煎之，半日成，以为灯。

出处：太平部《无上秘要》。

## 玉龙膏

组成：青蒿子二两；白槟榔二两；制鳖甲半两；赤茯苓半两；地骨皮半两；豆豉心二合；柴胡二两；白术半两；木香半两；牡蛎半两；人参一两；当归三钱；朱砂一钱；生干地黄一两；虎头骨，斫开，酒炙黄赤色，一两；苁蓉，酒浸经一宿，炙，一两；鳖甲，汤煮去皮裙，酒浸黄赤色，用之。

主治功用：上药专治膏肓痨嗽，喘满成瘵疾者，悉皆治之。

出处：正一部《道法会元》。

# 第九章　其他剂型

还有一些方剂不能判断其为何种剂型，如《枕中记》中服油法；或者不在几种常见剂型之列，如洞神部《保生要录》中的药枕方；或无具体信息；或一方有多种剂型的，在此部分将单独列出。《道藏》非医典籍中此类医方共计116个。

### 出外益体服食方（二）

组成：麻子仁五升，羊脂二斤。

制法：取麻子五升，温汤渍浸之，令开口去皮。羊脂二斤，合麻子中仁，微火煎熟。

服法：食饱为度。渴饮水，欲饭自在。

出处：洞玄部神符类《太上灵宝五符序》卷中。

### 去三虫杀伏尸治面皯黑益智不忘男女五劳七伤妇人乳产余病带下去赤白皆愈方

组成：酒曲十斤，米三斗，天门冬一斗，章陆。

制法：曲十斤，米三斗，加天门冬，成末一斗，渍章陆六日。

服法：便斋服。

主治功用：五日食灭，二十日谷绝肠肥，财容气息，诸虫皆去，耳目聪明，瘢痕皆灭。以月宿与鬼日，加丁时，取商陆，服如枣，日三。

出处：洞玄部神符类《太上灵宝五符序》卷中。

## 真人长生去三尸延年反白之方

组成：松脂、茯苓各十二斤，醇酒二斗。

制法：以水渍茯苓、松脂七日，朝阳去水。以醇酒二斗，与茯苓合饵之，以曝令干。因炼松脂，去苦臭，以火温之，纳茯苓中治合，和以白蜜。

服法：三物合服之，月各一斤。日三食，慎勿忘。

主治功用：百日身轻，二百日寒热去，三百日风头眩目去，四百日五劳七伤去，五百日腹中寒癖饮癥气去，六百日颜色住，七百日面皯去，八百日黑发生，九百日灸瘢灭，千日两目明，二千日颜色易，三千日行无迹，四千日诸痕灭，五千日夜视光，六千日肌肉易，七千日皮脉藏，八千日精神强，九千日童子薄，万日形自康，二万日神明通，三万日白日彰，四万日太一迎，五万日坐在立亡。

出处：洞玄部神符类《太上灵宝五符序》卷中。

### 赤松子方

组成：七月十六日，去手足爪。

主治功用：除腹中三尸虫矣。

出处：洞玄部神符类《太上灵宝五符序》卷中。

## 无名方（十二）

组成：槐子。

制法：以十月上巳日，取槐子盛新瓦瓮中，覆一瓦盆，盖之泥，封之三七二十一日，发洗之，其外皮皆去，中子如大豆状。

服法：服之从月一日始，一日服一枚，二日服二枚，三日服三枚，从此至十日，日加一枚，计十日服五十五实，大月服一百六十五，小月则不能以大月计。计一年服一千九百八十实，一年有六小月，即减六十实。

主治功用：槐木者，虚星之精。长服之，年老更壮，脑不损耗，好颜色。

出处：洞玄部神符类《太上灵宝五符序》卷中。

## 又服食治病方

组成：槐子。

制法：以十月上巳日，取槐子，阴干百日，捣去皮，取子著瓦器中盛之。

服法：欲从一日始，日服一枚，十日服十枚，复从一始，满十日更之，如前法。

主治功用：欲治诸卒病，留饮宿食不消，胸中气满，转下下利，一服一合，二合愈，多服无毒。

禁忌：若病人食少，勿多服，令人大便刚难。

出处：洞玄部神符类《太上灵宝五符序》卷中。

## 延年益寿方（六）

组成：槐子。

制法：槐子熟者，置牛肠中，阴干百日。

服法：于后饭旦夕吞一枚。

主治功用：十日轻身，三十日发白更黑，百日面有光，二百日奔马不及其行。

出处：洞玄部神符类《太上灵宝五符序》卷中。

## 又却老方

组成：槐子。

服法：十月上巳，服槐子一枚，日转增一，至十日更复从一始，正当上巳日造服之也。

出处：洞玄部神符类《太上灵宝五符序》卷中。

## 灵宝黄精方（二）

组成：黄精根一斛，水二斛。

制法1：服黄精根，多益善，洗刮令土尽，一斛根以水二斛煮之，令尽味出之，益清复煮再过，味足以尽也。合煎汁汤上竭，令去火止内，熬大豆末，饼之如大钱。

制法2：亦可取根蒸，若煮食无多少。始生时亦可取茎叶，为菜茹粥食之，此一日重楼也。

服法：服多少自在，味甘香。若煮食之，汁可饮，勿弃去也，汁甚香美。

主治功用：饵服令人耐饥。

出处：洞玄部神符类《太上灵宝五符序》卷中。

## 服食神方

组成：天门冬三斛，白蜜一斗，胡麻。

制法：剥去皮，好渗之，捣绞取汁，令得一斛，微火上煎之，令得五斗许汁，纳白蜜一斗，胡麻熬之，令香色黄。成末二斗，投中搅之，勿息伺视，令刚止。以大豆屑饼之，令方圆三寸，厚半寸。

服法：日服一枚。

主治功用：百日以后，肌肤润泽，白发更黑，齿落更生，延年无穷。服门冬，此法最妙。

出处：洞玄部神符类《太上灵宝五符序》卷中。

## 神仙服食青粱米方（一）

组成：青粱米一斗。

制法：取青粱米一斗，淘沃之，渍以醇酒三日，蒸之无令漏也。百蒸百露，无令见日，善密藏之韦囊中。

主治功用：即欲入山远行，一餐之，足支十日不食，十日复一餐，足可四十九日不食，四十九日复一餐，可四百九十岁为一节。

## 加减方（一）

组成：玄粱米。

## 加减方（二）

组成：（一方云）三斗。

出处：洞玄部神符类《太上灵宝五符序》卷中。

## 神仙服食青粱米方（二）

组成：稻米。

制法：取稻米，淘沃之，百蒸干捣。

服法：日一餐以水，三十日后，饮一杯。

主治功用：可终身不饥，日行三百里。

出处：洞玄部神符类《太上灵宝五符序》卷中。

## 服食稻米方①

组成：稻米。

制法：取稻米，熟淘沃，百蒸之，干捣。

服法：日一餐以水，三十日后，日饮水一杯。

主治功用：可终身不食，日行三百里，得食便食。

出处：洞玄部神符类《太上灵宝五符序》卷中。

## 神仙服食饵石

组成：石一斗，紫灰二方匕，桂屑，五茄屑，地榆屑。

制法：煮一斗石，用紫灰二方匕，诸药尽尔，紫灰亦可用三方匕。

又取细理石子，细细者，大者捶破，并令如鸡子，已下者，洗澡之，纳釜中，令石上有三寸水，起火一沸，乃纳土釜中，紫灰二方寸匕，若煮二斗石。便用四方寸匕，计斗计匕也。搅之令药和，市水尽，复益水如故，六七沸计，乃刺视之。若刺不入，便以六药屑二方寸匕纳中，搅令一沸。若故不熟，

---

① 本方同神仙服食青粱米方（二）。两方内容相同，位置相近，疑为誊抄撰写时的讹误。

又纳桂屑二方匕，又搅一沸。若故不熟，又纳五茄、地榆合屑二方匕，搅令一沸。若故不熟，又纳地榆根屑二方匕，搅令一沸。若故不熟，又纳五茄、地榆根灰屑二方匕，又得一沸。无不熟者。亦可与紫灰三方匕，此是煮一斗石子法也。

亦可顿煮一斛石，石皆作芋子气，石各有美与不美，随其石色也。

服法：既熟毕，乃以清水暖汤，更洗去诸灰，乃食之。亦可更煮，和调五味，下姜、橘、葱、豉，正如肉羹味。

主治功用：食石一斤，解饥三日。亦可多食，任人也。食石人起居便利，粪香不臭也。煮石汁有似煮蜗蚬汁气，饮之令人通利血脉。久服石者，神仙不死。食石三年，目中有火生。食石十年，骨髓充满，百病不生，耐寒耐热，冬月常欲入冰水中，体休休然也。

禁忌：忌女人鸡犬，慎勿令见之。初作紫灰时，先斋三七日，亦可于斋中作泥，泥两土釜，不得在人间作也，唯煮时不畏人耳。

出处：洞玄部玉诀类《神仙服饵丹石行药法》。

## 仙人食石秘（一）

组成：五茄根，地榆根，石。

制法1：以七月七日，取五茄根、地榆根，洗之，阴干百日。各咬咀，令如爪甲许。各纳一赤土釜中，又以一土釜合之。以马通、马毛合捣，黄土无沙石者为泥，以泥釜表，厚一寸许，干之一月。目视之有细坼，随复泥其坼，勿复坼也。烧之以薪火，昼夜七日，发视色皆青者，可也。未青者，复泥烧之七日，复寒之一日。发视未青，复烧如前，以色青为效也。各异器盛之。又取好名药纯白者，多少在意，捣之千杵，以云母水淹之令泥，泥尔正三物，各异器藏之。欲用时，取流水中白石子大如桃李者，打令中破，其细者良。用之一斗，石子以著煮器中，水淹之，令上有三四寸水。取三药各重一方匕，投中搅之，猛火煮之，以物数数刺视石子，水尽复益。

制法2：直取五茄、地榆根，阴干，上釜中，灰之如上法。灰成，以三方寸匕，煮一斗石便熟，不须名药云母水也。

服法：熟则刺之人也，状如煮芋，可饱食取，足以当谷。有葱盐豉及肉者，在意所加，益美耳。

主治功用：令人延年不老。丁壮可以负重，力作不极。

其他：无赤土釜者，赤甂赤瓶皆可用。皆先斋戒二十一日，于密处起火，唯煮时不复污秽耳。

出处：洞玄部玉诀类《神仙服饵丹石行药法》。

## 仙人食石秘（二）

组成：地榆根，石。

制法：常以七月七日，取地榆根，多少自在，阴干百日，烧之为灰。复取生者，与灰合捣万下，灰三分，捣生者末一分，合之。欲为石二斗，若三斗渍石，水出石三寸，所用药粉，水中搅之，然火煮之数沸，而烂如饵。

服法：可食取饱。亦可与葱及盐豉煮，如肉，所谓仙人石芋羹也。

出处：洞玄部玉诀类《神仙服饵丹石行药法》。

## 入山服石绝粮

组成：取三色石，大如雀卵圆兜者，三七二十一枚。

服法：欲服石时，先怀温，清旦吞青石七枚，日中吞赤石七枚，日暮吞白石七枚。绝谷满十日，作葵子汤，漉去滓，服汁半升，须臾石即下矣。净洗石，后日复服。先作碎米粥，清饮之二日，可食。复洗故石服之，复绝食十五日，复作葵汤下之，如前复食粥清，可五日，复洗故石服之，可绝食百日。复作葵汤下之，又服粥清，可食十日，复服故石，可绝一年。一年之后，可至万日。常洗故石服之，渴饮水，不食余物。

主治功用：服石二年，日能行六百里，颜色转好，与神明通。

出处：洞玄部玉诀类《神仙服饵丹石行药法》。

## 守中径易法（三）

组成：大豆三升。

制法：取大豆必生者三升，手挼令光明匝体暖。

服法1：先美食竟，乃顿吞之。

服法2：（一云）每向日再拜，一服一升于口中，辗转诵六甲通，乃咽之，三日明日，乃分一升为三过，小儿则半之。

主治功用：可解五十日、百日。

禁忌：渴则饮水，勿余食。

其他：欲去之，服热粥二升，豆即下。

出处：洞玄部戒律类《要修科仪戒律钞》卷之十四。

## 守中径易法（四）

组成：大豆，赤豆（赤小豆），黄米。

服法：又赤豆肉吞二升至三升，亦支一岁，又取大豆、黄米三升，一顿餐之，亦可十日、五日不食。后欲食，当服葵茎灰，方寸匕，即下服猪膏及酪苏亦善。

出处：洞玄部戒律类《要修科仪戒律钞》卷之十四。

## 守中径易法（五）

组成：蜡，枣。

服法：先嚼蜡大如博，棋极令柔，乃纳猗氏肥枣，并含嚼之，即皆消而咽之。

主治功用：入腹正气，除病断谷。又但食一方寸蜡，辟一日。

出处：洞玄部戒律类《要修科仪戒律钞》卷之十四。

## 守中径易法（六）

组成：薤白五斤，稻米一斗，豉一斗，盐半合。

制法：以水三斗煮，令熟烂。

服法：初饱食，后稍稍进。

主治功用：不饥，除寒热，延年。

出处：洞玄部戒律类《要修科仪戒律钞》卷之十四。

## 卧枕缘

组成：芎劳，当归，白芷，新夷（辛夷），杜衡，山蓟（白术），藁本，木兰，肉苁蓉，柏实，薏苡，蘼芜（川芎叶），款冬花，白衡（白英），秦椒，蜀椒，桂，干姜，飞廉（大蓟），防风，人参，桔梗，白薇，荆实，乌头，附子，梨芦（藜芦），皂荚，罔草（莽草），矾石，半夏，华阴细辛。

制法：下神枕法曰，五月五日，若七月七日，取山林之柏为枕，长一尺二寸，高四寸，空中容一斗二升，此则广三寸五分，柏心赤为盖，厚四分，善致下之钻，盖上为三行，四十九孔，凡百二十孔。凡容一黍粟，乃取药，内中用芎劳、当归、白芷、新夷、杜衡、山蓟、藁本、木兰、肉苁蓉、柏实、薏苡、蘼芜、款冬花、白衡、秦椒、蜀椒、桂、干姜、飞廉、防风、人参、桔梗、白薇、荆实，凡二十四物，以应二十四气。又加八毒药，以应八风，乌头、附子、梨芦、皂荚、罔草、矾石、半夏、华阴细辛，都合三十二物，皆咬咀，以毒药居香药下，按次满枕中，为布囊。

主治功用：以衣枕之百日，筋骨劲强，面有光泽；一年，身尽香；四年，白发黑，落齿生。

其他：常别作一帏囊，卧辄起盛覆之。勿令气泄，年年易新药，合三十二种，药得一斗二升者一种，转取屑三合，七圭八撮，五分撮之四也。且药体有虚实，又应作称两率取之。今按《大散家品药》云：术，十两六铢得一升四合；干姜，三两二十二铢得五合；桂，三两十四铢得五合；防风，二两四铢得四合；桔梗，二两九铢得四合；人参，一两二十铢得三合；黄芩，十七铢得一合；细辛，一两二十一铢得三合；附子，十九铢得一合；茯苓，十八铢得一合；矾石，一两六铢得一合；牡蛎，十六铢得一合。此并诸药之旧率，今应分等枕药，先各各依准量戒之。

出处：洞玄部戒律类《要修科仪戒律钞》卷之十四。

## 神仙辟谷服柏叶方

组成：金毛狗脊去毛，白术、天麻、荆芥、苍术洗净、茯苓各等分，柏叶。

制法：上件捣罗为末，用井华水为丸弹子大。如服时，用一丸，黑豆一升，用水三升三合，将豆并药一处煮，令水干为度。

服法：服时，将豆一撮柏叶，同入口嚼下。如吃尽药豆，则单吃柏叶也。

主治功用：服之一年，身上生毛，长一寸；服二年，身上毛退；服三年，不饥不渴，不寒不热，日行五百里，水上自浮，长生不死也。

禁忌：服时，忌食漆叶、蓖麻叶、胡桃叶。

出处：洞玄部方法类《太上灵宝净明院真师密诰》。

## 服油法

组成：麻油一斗，薤白三斤。

制法：切之，纳油中，微火煎之，令薤黑焦去滓，合酒。

服法：温服半升，日再或三合。百日血脉充盛，一年后乃可服药。凡欲饵神药及云母，当先服之。

出处：洞神部方法类《枕中记》。

## 红雪

主治功用：虚热，食上常服。

出处：洞神部方法类《混俗颐生录》。

## 无名方（十三）

主治：丈夫泻后三两日。

组成：以越白粥加羊肾。

服法：空心补之，殊胜服诸补药。

出处：洞神部方法类《混俗颐生录》。

## 药枕方

组成：蔓荆子八分，甘菊花八分，细辛六分，吴白芷六分，白术四分，芎劳六分，通草八分，防风八分，藁本六分，羚羊角八分，犀角八分，石上菖蒲八分，黑豆五合，拣择，挼令净。

主治功用：久枕，治头风，目眩，脑重，冷疼，眼暗，鼻塞，兼辟邪。

制法：上件药细锉，去碎末，相拌令匀，以生绢囊盛之。

出处：洞神部方法类《保生要录》。

## 黄帝四扇散方

当欲修炼九转丹饵之者，则先饵服此以下药，以渐去浊气。世间之疾耳，去其谷，清其五脏六腑，庶成其真也。

组成：松脂，泽泻，山术，干姜，云母，干地黄，石上菖蒲，桂。

制法：凡八物精治，令分等，合捣四万杵，盛以密器中，勿令女子、六畜、诸殣秽者见之。

服法：旦以酒饵三方匕，亦可水服之，亦可以蜜丸，如大豆许。旦饵二十九丸至三十丸，半季则可去浊气，除百病耳，然可绝谷饵丹也。

主治功用：此黄帝所受风后神方，却老还童之道也。

出处：洞神部众术类《太极真人九转还丹经要诀》。

## 王母四童散方

未饵丹之前，先须服此散，以荡阴邪之气，存阳气，调和荣卫六腑者也。

组成：胡麻，天门冬，茯苓，术，干黄精，桃仁去赤皮，取白肉也。

制法：上先熬胡麻令香，凡六物精治分等，合捣三万杵。

服法：旦以酒饵三方匕，日再服之。亦可以水服之。亦可用蜜丸，旦服三十丸，日一耳。

主治功用：此返婴童之秘道者也，善填精补脑矣。

出处：洞神部众术类《太极真人九转还丹经要诀》。

## 神枕法（一）

组成：芎䓖、当归、白芷、辛夷、杜衡、白术、藁本、木兰、蜀椒、桂、干姜、防风、人参、桔梗、白薇、荆实（一云石壮荆实）、肉苁蓉、飞廉、柏实、薏苡子、款冬花、白蘅、秦椒、靡芜，凡二十四物，以应二十四气。加毒者八物，以应八风，乌头，附子，藜芦，皂荚，茵草，礜石，半夏，细辛。

制法：五月五日、七月七日，取山林柏以为枕，长一尺二寸、高四寸，空中容一斗二升，以柏心赤者为盖，厚二分，盖致之令密，又当使可开闭也。又钻盖上为三行，行四十孔，凡一百二十孔，令容粟米大。上三十二物各一两，皆㕮咀，以毒药上安之满枕，中用布囊以衣。

主治功用：枕百日，面有光泽；一年，体中所疾及有风疾一一皆愈，瘥而身尽香；四年，白发变黑，齿落更生，耳目聪明。神方验秘，不传非其人也。

出处：太玄部《云笈七签》卷之四十八。

## 神枕法（二）

组成：芎䓖、当归、白芷、辛夷、杜衡、山苏、藁本、木兰、肉苁蓉、柏实、薏苡仁、靡芜、款冬花、白藓、秦椒、桂心、干姜、飞廉、防风、人参、桔梗、白蘞、荆实、蜀椒，上二十四味，以应二十四气。又加八毒药以应八风：乌头、附子、藜芦、皂荚、茵草、礜石、半夏、细辛。

制法：上共合三十二味。皆㕮咀，以毒药居草香下，按次满枕，中为布囊以衣枕。常别作一帷囊，卧起辄盛覆之，勿令气泄。年易新药，令三十二种药，令得一斗二升者。一种转取屑三合七主八撮五分之四也。且药有体重虚实，又应作称两率取之。今按《大散家品药》云：术十两六铢得一升四合，干姜三两二十铢得五合，桂心三两十四铢得五合，防风二两四铢得四合，桔梗二两九铢得四合，人参一两二十铢得三合，黄芩十七铢得一合，细辛一两二十一铢得三合，附子十九铢得一合，茯苓十八铢得一合，礜石一两六铢得一合，牡蛎十六铢得一合。此并诸药之旧率，合应至分等，枕药先各各依式量之也。

主治功用：枕之百日，筋骨劲强，面有光；一年，身尽香；四年，白发黑，落齿生。

出处：太玄部《至言总》卷之二。

## 中山叔卿柏桂下玉匮素书云母方

制法：取云母五色具者细擘之，以茅屋溜水，惹秋百草上露以渍之百日，纳革囊捶之，绢筛，著竹筒中，塞口悬甑下，白沙一石填其上，蒸之一日，气达，去之；更纳黍稻米一石，蒸一日，气达，又去；更纳稷稻米一石、蒸一日，气达，去之。乃以白蜜一升和合于铜器中，汤上煎令可丸，丸如麻子。以星宿出时，一服三丸，日再。三十日加如梧子大三丸。

服法：常以鸡鸣服一丸。

主治功用：十日身轻目明，五十日腹中痒，七十日三虫去，八十日皮肤光，九十日入水不溺，面白，易骨，三百日走及奔马，一年为真人。又云：年七十以上，四百五十日已后，乃得仙。此是用一斤法，多合者益之。一云用二升。

出处：太玄部《云笈七签》卷之七十五。

## 尧师方回自服云母方

组成：云母粉三斤，云滋五升，松脂三升，崖蜜三升。

制法：取云母粉三斤、云滋五升，煎之且竭，纳松脂三升洋，又纳崖蜜三升合蒸之。从旦至暮下，寒暑自凝。

服法：如饵服如弹丸，日三服，可饮水而食枣七枚。

主治功用：久服腾山越海，神仙长生，寒暑不侵也。

出处：太玄部《云笈七签》卷之七十五。

## 韩众服云母方

组成：云母粉一升，大麦屑二升。

制法：合煮令熟，去滓。

服法：服其汁。

主治功用：身光长生，亦能度世也。

出处：太玄部《云笈七签》卷之七十五。

## 赤松子服云母方（一）

组成：云母，硝石。

制法：云母三斤，硝石一斤，以醇酽酒渍云母三日，细破，纳生竹筒中；以硝石俱纳。复以升半醇酽酒纳中，火上煎干，搅勿住，须臾如膏。出置板上半日，当细成粉。

服法：平旦，以井华水服寸匕。

主治功用：日一服，百日三尸下，正黑如泥，盛以筒，葬之于冢。次百日许，惆怅不乐，过此乃佳。二百日还少如童子，药尽更合。

出处：太玄部《云笈七签》卷之七十五。

## 赤松子服云母方（二）

组成：葱白、桂屑、云粉各一斤，云母，泽泻。

制法：葱白蒸捣，绞取汁二升，桂屑、云粉各一斤，合内生竹筒中，安一石米下，蒸之成水，曝凝干。云母、泽泻为之使。

主治功用：服之，还老如少童。

出处：太玄部《云笈七签》卷之七十五。

## 赤松子服云母方（三）

组成：云母一斤，泽泻二两末，天门冬八两末，茯苓八两末。

制法：上四味和为散。

服法：每日清旦服方寸匕，渐至三七日，酒下佳。

主治功用：九仙君曰：以白露水和，露粉服一方寸匕，日三服，一百日光生，二百日三虫伏尸下，其恶血从鼻出。夫人禀性不同，受气亦异，或虚或实，有热有寒。初服时皆有觉触，以意消息：如觉体中热，唇口干燥，即须加三两味冷药，和粉服之；若觉冷，即加热药，候气宣通，脏腑调适，然可单服，服时乍少，常令不绝。初服粉，巨胜一升蒸，曝干，研碎，水淘取汁，以粳米和汁作粥，稀稠得所。如人腹内暖，用粉一匕和服。缘粉腻。巨胜粥，得滑利，流向下。凡人皆上热下冷，然久可依方服之。

出处：太玄部《云笈七签》卷之七十五。

## 炅先生服云母方凡二方

组成：白盐，硝石，云母粉，白蜜。

制法：薄削生竹筒，盛白盐半升，木盆盖，漆之，埋井旁湿地，深五尺，十余日为水；又纳硝石一升，化为水；乃纳云母粉二斤，复漆固口，埋之十日出，与白蜜分等，铁器中蒸之凝。

服法：如饵服或丸如梧子，日三服。

主治功用：身光耐寒暑。

出处：太玄部《云笈七签》卷之七十五。

## 玉清服云母法

组成：云母粉，麦门冬，白蜜。

制法：取前方所捶成粉者一斤，麦门冬屑半斤，白蜜半斤，合和，纳生竹筒，蜜盖之，蒸三斗粳米下，半日许出，当如饧状。

服法：常服弹丸大，日三服。

主治功用：长生不死，惟志服之。

出处：太玄部《云笈七签》卷之七十五。

### 崔文子服云母方

组成：地榆灰所渍云母成粉，白蜜一升，炼牛脂二升，蜡半斤。

制法：取前地榆灰所渍成粉者，用青竹筒各长尺五削去皮，盛之，令不满五寸，以缣掩口，悉住甑中，细沙壅之，竹口出沙上五寸，蒸之一日。可复悉取置新瓷瓶中，缣塞口，漆周密之，以春分日纳井底，秋分日出之。先取白蜜一升，炼牛脂二升，蜡半斤于铜器中，微火煎，和合，乃纳云母。又煎，可丸止。

服法：吞如梧子大三丸，日三服之。

主治功用：三年则不饥渴，耐寒暑，不畏风湿，五年白发却黑，形体轻强，长服神仙。

出处：太玄部《云笈七签》卷之七十五。

### 越法师服云母方

组成：苦酒渍云母成粉，生竹汁，白蜜。

制法：取前苦酒渍成粉者，以生竹汁微火煮之，三日三夜已。更以清水炼之，干，三十日后，以葱涕和如糜，于瓦器中蒸之半日已。出干之，和以白蜜。

服法：服如梧子大三丸，日三服。

主治功用：神仙度世。

出处：太玄部《云笈七签》卷之七十五。

### 越女元明服云母方凡九方（一）

组成：云母粉十斤，竹汁一斤，肉桂半斤，真丹二斤，白蜜三斤。

制法：云母粉十斤，先取竹汁一斤纳器中，肉桂半斤勿屑之，合盛蒸之五日五夜，当水尽为度。出，纳铜器中，真丹二斤、白蜜三斤，搅令相得，复蒸一日，当如饧状。盛以竹筒，丸之如酸枣大。

服法：每日服一丸，一月服之还年。

主治功用：满一岁成童子。

出处：太玄部《云笈七签》卷之七十五。

## 越女元明服云母方凡九方（二）

组成：葱白华、肉桂屑、云母各一斤。

制法：捣葱白华，绞取汁二升，肉桂屑、云母各一斤，合纳生竹筒中，蒸之一石米下，成水，曝凝干治。

服法：服一刀圭，日三服。

主治功用：二十日还年十岁，有童子色；四十日似婴儿，百日入火不热，入水不寒。

出处：太玄部《云笈七签》卷之七十五。

## 越女元明服云母方凡九方（三）

组成：桂屑，云母。

制法：先以桂屑一升蒸成水，乃纳蜜、云母于中，又蒸之成膏。

服法：服，美酒下之。

主治功用：一月觉效。

出处：太玄部《云笈七签》卷之七十五。

## 越女元明服云母方凡九方（四）

组成：桂，葱白花，桂屑，云母粉。

制法：桂十斤，削取心，得三斤，捣筛，葱白花四十斤，熟捣，绞取汁，和桂屑，纳生竹筒中，盖实，密口，悬蒸黍米五斗，熟即化为水。又纳云母粉一斤，一日复化为水。

服法：日服一橡斗，日三服。

主治功用：二十日貌如童子。

出处：太玄部《云笈七签》卷之七十五。

### 越女元明服云母方凡九方（五）

组成：葱涕，桂屑，云母粉。

制法：葱涕和桂屑，渍之三日，绞去滓，以和云母粉，纳于薄竹筒中，密固口，纳醇苦酒中，二十日成水。

服法：服之一橡斗，日三服。

主治功用：寿数无极。

出处：太玄部《云笈七签》卷之七十五。

### 越女元明服云母方凡九方（六）

组成：葱涕，桂屑，云母。

制法：葱涕三升，桂屑二斤，云母屑五斤，合捣，和纳生竹筒中，埋阴地，入土三尺，百二十日尽化为水。

服法：服一橡斗，日三服。

主治功用：服之长生。

出处：太玄部《云笈七签》卷之七十五。

### 越女元明服云母方凡九方（七）

组成：葱涕，桂屑，云母。

制法：葱涕五升，桂屑半斤，合和，铜器蒸之，又纳云母一斤溲，埋地中与地平，密盖三日，尽为水。

服法：服一勺，日三服。

主治功用：长生不老。

出处：太玄部《云笈七签》卷之七十五。

### 越女元明服云母方凡九方（八）

组成：云母粉一斤，白蜜三升。

制法：云母粉一斤，白蜜三升，纳铜器中，漆固口，埋北垣下，三十出之，器中已化成浆水。

服法：饮之多少自在。

主治功用：服二十日身生光，三十日风湿不伤，百日成童子。

出处：太玄部《云笈七签》卷之七十五。

## 越女元明服云母方凡九方（九）

组成：云母五色具者，硝石。

制法：又方：云母五色具者，细擘，于硝石汤煮沸，即投寒水中，如是九度止。乃以日干之，盛铁器中，烧之与火同色，即出，注白蜜中搅之，相得如糜，乃以绢绞去滓，取汁，寒凝如膏。

服法：先食，服如弹丸，日三服。

主治功用：神仙长生。

出处：太玄部《云笈七签》卷之七十五。

## 老君饵云母方凡六方（一）

组成：云母粉一斤，硝石白者一斤，白蜜三升。

制法：云母粉一斤、硝石白者一斤，捣筛，白蜜三升，都合，搅如粥，纳生竹筒中，漆固口，埋北墙下，三十日出之，盛铜器中，稍稍似水若酒中。

主治功用：服二十日身生光，三十日露不著身，五十日入山辟虎狼、水火不能害，百日出窍入冥，纵横反复，便成仙人。

出处：太玄部《云笈七签》卷之七十五。

## 老君饵云母方凡六方（二）

组成：云母粉，硝石白，虾蟆，寒水石。

制法：云母粉一斤，虾蟆脂如弹丸，硝石白、寒水石各如弹丸，舂纳竹筒中，牢密封口，埋湿地，深四尺。九日出，以涂手，执火不热；如热，更埋七日乃成。可服之。

主治功用：服药一升，日再服，百病除，身面润泽，二百日与天通达。

出处：太玄部《云笈七签》卷之七十五。

### 老君饵云母方凡六方（三）

又方消玉石法。

组成：美玉一斤，云母。

制法：取美玉一斤，细末之，纳云母水中，十日乃消，可服半斤。诸石屑内中皆消，不但是玉。

主治功用：此方秘妙，勿传。

出处：太玄部《云笈七签》卷之七十五。

### 老君饵云母方凡六方（四）

组成：云母粉，硝石。

制法：云母粉二斤、硝石一斤，合捣如泥，纳罂中，漆固口，湿地埋深三尺，亦可悬井中，去水三尺，十日化为水。

服法：服一橡斗，日三服。

主治功用：日三服，稍加之，却老还少，身形光泽。

出处：太玄部《云笈七签》卷之七十五。

### 老君饵云母方凡六方（五）

组成：云母粉，朴硝。

制法：云母粉一斤，薄削生竹筒盛之，朴硝二两，置上。密封其口，纳蚕屎中，七日化为水。出凝，蒸之，填以黄土，三夜或至四五日入消。更以黄帛三重密固，置阴花池中，七日又为水。出曝屋上三日，下纳五六丈井，勿至底，十日成饵润泽，名云液。

服法：服一刀圭，日三服。

主治功用：洞视千里，百日长生。

出处：太玄部《云笈七签》卷之七十五。

## 老君饵云母方凡六方（六）

组成：云母粉，天门冬屑，茯苓屑，白蜜。

制法：云母粉、天门冬屑、茯苓屑各三斤，合治白蜜，丸如梧子大。

服法：服三七丸，稍增至三十丸。十日后，日再服，二十日后，日一服。欲服云母，先须作此法服，然后可单服饵。凡服云母，禁房室，履淹秽，及食五辛血腥之气。

出处：太玄部《云笈七签》卷之七十五。

## 仙人炼食云母方

组成：云母粉，粳米粥。

制法：凡服云母粉，须煮一碗粳米粥，稀稠得所。著一匙云母粉，熟搅和。

主治功用：此药多能，述之难尽。凡欲合药，先须祭灶。办以种种香华、五果、酒浆、酥蜜油等，大须洁净。药成之后，百无所忌。凡合药必须择神临日。案经，用除、成、收、开、建、满日，神必来临，药何不有神验？不得用执、破、闭之日，合药不好，服无验不效。又欲得春夏合佳，或初秋七月亦得，八月半以后不得，承冷，虽成不佳。又不用近火，亦不用汤渍，药大忌。其药欲得，瓷器盛服之佳。又云：欲玉碗锤研药益人，渍云滋最佳。已前并神仙秘法，传者勿传非人，藏之金匮。臣法臧言：臣少长寒微，早婴疾疗，遂投山谷，寻访良医，因之服饵，绵历年载，云云。

出处：太玄部《云笈七签》卷之七十五。

## 真人常服云母方

凡服云母粉，老人服之三七日，骨髓填满，舌声清亮，丈夫弥健，是药之验也；少年服之，二七日有验。已前虽明服法，未明冷热。大便秘涩，和饮服之，如冷，大便滑，和酒服之，良。

组成：葱白茎汁，桂心，葱汁，云母，蜜。

制法：捣葱白茎汁二升，桂心半斤，以葱汁和云母一斤、蜜半斤，总纳生竹筒中，蒸一石米饭中，药成为丸。

服法：服三十丸，日再服之，获神仙云母上药为君。

主治功用：主治万病，略之如前。唯禁血、胡荽、生鲤、鱼脍，迎三送七，以后任食。

出处：太玄部《云笈七签》卷之七十五。

## 刘炼师服云母方

组成：云母粉，五茄，地榆。

制法：采得云母，礼先以木槌侧打，令叶叶开，去沙石，讫。以布袋盛瓮中，取东流水浸之，每五日一易水。浸二十日以来，便漉出，于大木盆中淘洗，以净为度。然即却入布袋盛之，纳釜中，依前法煮一二十日，候水减即添之，每五日一易釜中旧水。第一度易水即除却，第二度易水即须澄。取云母粉，却入袋中，煮，但候釜中云母捻如面即止。还入木盆中淘洗曝干，以木杵臼捣为粉。其捣时须纸帐中，勿令风尘入捣。了即依前法，入绢袋，摆入瓮盛。欲煮云母时，先须煮五茄、地榆，取浓汁，以大瓮盛之，用此水旋旋添入釜中，依前法煮之。如无硝石亦得，校难烂。每斤五茄，即取二斤地榆，触类而长。凡择云母，须去黑硬及瑕翳者，但向日看光明透彻，青白者为上。

出处：太玄部《云笈七签》卷之七十五。

## 化云母为水法凡三方（一）

组成：葱涕，桂心，硝石，云母粉。

制法：取葱涕，如无涕，取葱熟研代之。挼取桂心捣为末，硝石研之，以二味拌云母粉，埋向墙阴地，一月日并化为水。李夫人云：但取葱汁，和蜜，拌云母，化为水，尤胜硝石。云：硝石损骨。如上二法，皆应以青皮竹筒中盛之，密固其口也。

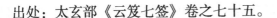

出处：太玄部《云笈七签》卷之七十五。

## 化云母为水法凡三方（二）

组成：云母粉，硝石。

制法：云母粉、硝石，合捣如泥，纳罂中，漆固口，埋地探三尺，二七日外，取，悬井中，七日化为水。

出处：太玄部《云笈七签》卷之七十五。

## 化云母为水法凡三方（三）

组成：云母，白蜜。

制法：云母一斤，白蜜三斤，合和于铜器中，微火煮之令沸，以一器覆上，漆固之，埋北壁下，入地三尺，四十日化为水，名曰云母浆。

服法：粳米饮下。

出处：太玄部《云笈七签》卷之七十五。

## 李大夫化云母粉法

组成：云母。

制法：取云母侧敲，重重劈开为叶，便入铜器中，煮十数沸，令暖气彻。即以滋布缝作夹袋，以前件云母入袋中盛之。又于盆中泻暖水相和，熟挼，若得白汁，旋旋倾入别盆中。又用暖水和挼之，候得浓汁，即泻入别盆中。以云母汁尽为度。即取诸盆中，合入一盆，又重入夹布袋中重挼过，还依前法泻入通油盆中，以云母汁尽为度。又取前件云母，重入夹绢袋中过，依前法挼之，候云母汁尽为度。如此两遍，入夹绢袋中挼尽汁过，其粉始精细。都向夹绢袋盛之，悬于空处，沥水尽，即以瓷钵收之。

出处：太玄部《云笈七签》卷之七十五。

## 道者炼云母法

组成：白云明彻者为上，云母不得用铁器修，砂盆中煮炼为上。云母一斤，白矾四两，以研碎，百沸汤化为浆。初但矾汁拌云母，袋盛，蒸七日后，更入矾汁，渍之，一月日并为粉，讫。以三重绢囊滤之，水飞，澄停为粉，讫。即以黄溪砂中蒸之七日，亦以矾浆拌之。

制法：成粉云母一斤，用白蜜二升炼蜜澄滤，讫。入竹筒，以漆固口，埋入地三尺，一月化为浆。如未成浆，浊在，更埋半月日时，寒即一月，成也。

服法：每日空腹，以井华水二合，调云母浆一合服，饮少酒无妨，忌羊血。

出处：太玄部《云笈七签》卷之七十五。

## 煮云母法凡二方

组成：云母，硝石，五茄皮，葱涕。

制法：云母五十斤，硝石半斤，取云母侧打擘成叶，讫，便入粗布袋中，于清水中摆洗，去秽令尽。然始入釜中，和硝石煮六七日，当烂成粉。又取五茄皮及葱涕煮云母，但得一复时，便烂成粉。其成粉云母即入绢袋中，洗过尤妙。

出处：太玄部《云笈七签》卷之七十五。

## 真人服水云母法凡三方（一）

组成：葱，桂，云母粉。

制法：葱茎取汁，桂一斤治下筛，云母一斤粉之，合盛竹筒中，蒸之一石米，顷减火使凝，令干。

服法：服方寸匕，日三服。

主治功用：三十日颜如玉，服百日入水不溺，入火不烧。云母有五种色，今时人多不能别。法当向日看其色，详瞻视之，乃可用耳，正阴视之不见，其杂色并见。如多青者，名云英，春宜服之；五色并见。如多白者，名云液，宜秋服之；五色并见。多黑者，名云母，宜冬服之；但有异色多者，名云沙，宜季月服之；其色晶晶纯白多者，名磷石，宜四时服之；色如黄而坚者，名云精，春秋冬夏常服饵之。

出处：太玄部《云笈七签》卷之七十五。

### 真人服水云母法凡三方（二）

制法：五云母之法，或以桂、葱、玉和之为水；或于铁器中以玄水渍之为水；或以硝石合纳竹筒中，埋之为水；或以蜜酪为水；或以秋露渍之百日，以韦囊盛之为粉；或以无心草汁合饵。

主治功用：服之一年则病愈；三年，老翁化为童子；五年，役使鬼神，入火不烧，入水不溺，积棘不伤，与仙人相见。又他物埋之则腐，火之则焦，云母纳火中，至时不燃，埋之不腐，故能令人长生。又云：服之十年，云母气常覆之，纯黑起者，不可服，令人淋、发疮。唯当以饵之，皆当以茅屋雨水，东流水，若露水渍之，百日沙汰去土石，乃可用耳。

出处：太玄部《云笈七签》卷之七十五。

### 真人服水云母法凡三方（三）

组成：葱茎，桂，云母。

制法：捣葱茎绞取汁二升，桂一斤捣下筛，云母一斤粉之，三物都合，成竹筒中蒸之，炊一石米顷，一日化为水。出凝之，曝干治。

服法：服一方寸匕。

主治功用：五十日作童子，百日入水不溺，履冰不寒。

出处：太玄部《云笈七签》卷之七十五。

### 神仙服云母方

组成：云母五色俱者。

制法：取云母五色俱者十斤，细擘去黑者，取精光明净者。八月露时，以露粉成，务令细熟，向日看无芒，乃可用也。取成粉二升，纳生竹筒中，密塞其口，甑中蒸之，又以白沙覆上。蒸之一日一夜，去沙，更装一斛黍米，复蒸一日一夜。去黍米，覆装稻米，复蒸一日一夜，乃出云母，纳铜器中，加云母一升合和之，浮于镬汤上，煎之半日，云母消尽，令可丸，丸如小豆大。

服法：以星宿出时服三丸，日三服。

主治功用：至十五日后体轻；鸡鸣时服三丸，复十五日后，增四丸，日三服，十五日后体轻，目明；五十日后肠化为筋；七十日三虫伏尸尽下；八十日身光润；九十日入水不溺，入火不烧；百日后皮肤更生；二百日更易筋骨毛发；三百日后行如飞龙，走过奔马；一岁仙道成矣。二十至四十，服三百日得仙；五十至七十，服之三百六十日得仙；八十以上，服之四百日得神仙矣。云母者，五石之精，天之精气，日月之光，神仙之药，非贤勿传。

出处：太玄部《云笈七签》卷之七十五。

### 真人食云母方凡四方（一）

组成：云母五斤，松脂，茯苓，附子四十五枚，蜜。

制法：云母五斤、松脂十二斤、茯苓十斤、附子四十五枚、蜜蜡十斤，凡五物合捣三万杵，细末，曝干，作三斗醇苦酒，纳中封令清，使得一斗五升。不津器盛著，众手搅令相和，埋著地中，满千日乃出，药自成无疑。药成时，其香三里闻之。

主治功用：服之一斤，身中三虫伏尸尽下，百病皆除；服之五斤，身中空虚，颜色甚好十五时；服之六斤，身飞行，手摩日月；服之七斤，无所不能，出没自在，在处随形入道，教化群生，密过人间，诸有厄难者，皆能救脱之。领立诸仙，兴显大法，随所教化。此药神秘，非贤勿传。

出处：太玄部《云笈七签》卷之七十五。

### 真人食云母方凡四方（二）

组成：葱涕，桂屑。

制法：葱涕和桂屑渍三月，绞去滓，取水和粉，纳竹筒中。筒须削却皮令薄，密纳浮酖中为酿酒瓮，二十日成水。

主治功用：服之当神，不复衰老矣。

出处：太玄部《云笈七签》卷之七十五。

### 真人食云母方凡四方（三）

组成：云母粉，大麦。

制法：云母粉一斗，大麦二升，合煮熟，去滓。

服法：服其汁。

主治功用：身即生光，长年不老。

出处：太玄部《云笈七签》卷之七十五。

### 真人食云母方凡四方（四）

组成：桂，葱白，桂屑。

制法：又方：桂一十斤，削取肉，以得三斤，捣筛。葱白四十斤熟捣，布绞取汁。桂屑纳竹筒中，覆盖上，密封口，悬蒸五斗黍米下，熟为水。纳云母粉一斤，一日复化为水。

服法：日服一盏。

主治功用：四十日，状貌如童子。

出处：太玄部《云笈七签》卷之七十五。

### 浆法凡二方（一）

组成：云母粉，硝石，朴硝，白蜜。

制法：云母粉一斤，硝石四两，朴硝二两，白蜜五升，上蜜煎令相得，和云母粉如煎饼面，以竹筒盛之，用盖盖之，以泥四边，勿令气泄，埋地中一二尺许，一百五十日熟。

主治功用：服之，光泽肌肤，颜如童子。

出处：太玄部《云笈七签》卷之七十五。

## 浆法凡二方（二）

组成：云母粉，泽泻，蜜，朴硝，硝石，桂心。

制法：云母粉一大斤，泽泻四两，蜜五升煎去二升，取三升，朴硝四两，硝石四两，桂心三两，上件云母粉等，和如煎饼面，以竹筒盛之。其竹筒去青皮，漆，固济其口。待漆干，即埋于井北，去井三尺五寸，深七八尺，用手下土实之。埋一百五十日乃出。

服法：其色凝碧，洞彻清明，可服之。

主治功用：百病立愈，久即长生。

出处：太玄部《云笈七签》卷之七十五。

### 赤松子见授云实母神散方

组成：云母粉。

服法：取云母粉，清旦，以井华水服之方寸匕。

主治功用：即身生光泽。

出处：太玄部《云笈七签》卷之七十五。

### 蒸云母法

组成：云母，盐花。

制法：法须东南作灶，釜上烧桑柴，蒸之九日九夜。凡煮云母一斗，用盐花二升和之。

出处：太玄部《云笈七签》卷之七十五。

### 终南卫叔卿柏桂下玉匮中素书服云母粉方

组成：云粉一斤，白蜜一升。

制法：上以云粉一斤、白蜜一升，合于铜器中，重汤上煎令可丸，丸如麻子。

服法：以明星出时服三丸，鸡鸣服七丸。

主治功用：三十日身轻目明，五两腹坚，七两三虫下，八两皮肤光泽，九十日入水不濡、入火不灼，百日易骨，二百日走及奔马，一年飞行自在，便可升仙。

出处：太玄部《云笈七签》卷之七十五。

## 云母长生断谷丸方

组成：云粉，白蜜，淡竹沥。

制法：云粉三斤、白蜜二升，铜器盛，汤上煎，以淡竹沥三升渐添令尽，用篦左右搅之，勿令停手，以竹沥尽为度。合时，须护净，勿令鸡犬妇人见。

服法：服时先吃一顿好饮食，任意食之，尽饱。明旦，空腹，即取药一丸如鸡子大，向生气方服。渴任饮，食淡面饼、枸杞、蔓荆、苜蓿、龙葵等。服两剂，万病出，齿落勿怪，不经月必更生平复。凡欲食面时，皆著三两匙云粉，相和作食，不觉有别异。

出处：太玄部《云笈七签》卷之七十五。

## 云浆法

组成：云母粉一斤，白蜜三斤。

制法：上和合铜器中，火上令沸。停冷，以纳新瓷器中密封，以板覆上，乃埋北壁下，入地三尺，四十日化为水，名云浆。

服法：先斋戒三十日，以王相日平旦，取井华水一升、云浆一合，和饮之，日三服。

主治功用：身出光泽，临云不著，降玉女，感神仙。

出处：太玄部《云笈七签》卷之七十五。

## 服云母畏忌法

禁忌：芹菜、胡荽、猪肉、鳝鱼、大麻子、鲇鱼、诸陈臭等味，不畏触药，但恐损粉力。黄衣米醋亦不可吃，制粉力难行，糠醋稍通吃。若但拟求治病补益，延年增寿，亦不假须断荤茹血肉。若修仙道，须特慎之为佳。

出处：太玄部《云笈七签》卷之七十五。

## 韩藏法师疗病法

组成：云母粉。

服法及主治功用：疗人五劳七伤、虚损发汗出，以粉粉身，手摩之，云粉入肉不见乃止。加食即汗出，并是虚也，数数粉摩之。欲除肌肤中风，能多涂身，令人骨腻。疗人痄湿癣疮，以粉和粳米粥，服之，瘥即止，疗人金疮，以少许纳疮中，粉和粳米粥，两服当瘥，如瘥，永除痕迹。下部病五十年不瘥者，日服粉二度，二十服永瘥。十余日断五辛、胡荽、猪肉、生冷。

疗时行疫毒、壮热头痛、心腹胀满及患黄，以粉三两和粥半碗，稀稠得所，冷暖如人体，日三度，服之立断。

疗金石发动、头痛身体壮热，以粉一匕，和冷水二合服之，日三度即止。疗患偏风、半身不遂、口喎面捩、精神闷乱。每日以两七和饮服之，以瘥为度。兼以粉摩身，极佳也。

疗七种风气冷热气、心腹胀满、连胸彻背、痛无常处、胸中逆气，以粉一匕和酒三合及粥等，日三服，以瘥为度，神验。

疗骨蒸虚热，唇口干燥、四肢羸瘦、不能饮食，依前方服粉，不过三斤，悉皆除愈。

疗十二种心痛飞尸，但依前服之，亦愈。

疗白痢多年不瘥者，用三匕粉和粳米粥服之，二匕立效，忌血食。治带下不止，服诸药不瘥者，以粉纳下部，兼依前法服，立愈，验。

疗刺风如行针刺，如前服，并以粉摩身，特忌房室、五辛等。

疗虫毒下血不止，及三虫痔漏，如前服，验。

疗腹中冷，食不消，将粉摩身，并以方寸匕，好酒冷合和服，无不瘥。

疗冷及痃癖、癥瘕者，但准前，以清酒服之，不过三斤，永除。曾有人被蛇咬踝上，通身肿，苦痛甚，不得屈伸，即以针刺歇其毒气，以粉和酒，服三两匕，兼将粉少许涂所咬处，少许时毒汁出，即当消歇。比见有人因醉乱，以刀刺著三处，皆深，腹漏，诸药不能救。遂将凝粉三匕为两服，服之，凝血内散，经一食久，即下部血出并鲜血片，便无痛苦，涣如冰释，因知破血有验。

出处：太玄部《云笈七签》卷之七十五。

### 青精先生䭒米饭方

组成：白粱米一石，南烛汁浸。

制法：九蒸九曝干，可三斗以上。

服法：每日服一匙，饭下。一月后用半匙，两月日后可三分之一。

主治功用：尽一剂，则肠化为筋，风寒不能伤，须鬓如青丝，颜如冰玉。此方若人服之，役使六丁，天兵卫侍。秘之勿传，当获神仙，切慎妄传？

出处：太玄部《云笈七签》卷之七十四。

### 神室河车方

组成：光明砂，汞。

制法：别取光明砂一斤细研，以左味拌。取一瓷鼎子可贮得药者，将拌砂筑成柜，将伏了砂细，研，醋调泥柜内。干了，著汞八两，以二两火入炉，养一百二十日成紫金。即将投名山，不宜用，告上玄，书名仙籍也。其神室收取，要用时，坐于灰中，著汞六两，用二两火养一复时，成真上色西方也。

主治功用：《参同契外丹》亦云：龙虎之诀，即金华黄芽之品秘。

出处：太玄部《云笈七签》卷之七十六。

### 九转炼铅法

组成：铅，汞。

制法：取铅十斤，汞一斤，以器，微火熔之，用铁匙掠取其黑皮，直令尽。每一遍倾在地上，复器中熔之。凡如此九遍讫，即下汞，即用猛火熬作青砂色，如不散，即糠醋洒之，即变为青砂矣。更于一铁器中盛醋，倾砂醋中讫，用铁匙研令熟。又醋烹，添取铅黄于瓦上令干。取黄牛粪汁，并小大麦面亦得，和所熬青砂，作团如鸡子大，或作饼，日曝干，一本云：阴干。于燎炉火上鞲袋吹取铅精，名铅丹，其性濡，更著器熬，令至熟，其色尽赤，又出，醋中研，令熟至澄，著瓦上使干，于器中熬令熟紫色。又别以一器，取好酒一升，下赤盐二两，和投器中，相得，即取紫色丹，一时写著酒中，待冷出之，此即名九还铅。丸为丹，名曰九转紫铅丹也。

出处：太玄部《云笈七签》卷之七十六。

## 伏火北亭法

组成：北亭砂，黄蜡。

制法：北亭砂三两明白者，以黄蜡一分半熔作汁，拌北亭令匀，作一团子，以纸裹，炒风化石灰一斗。用一瓷罐，先将一半风化灰入于罐内实筑，内剜一坑子，放北亭于内，上又将一半风化灰盖，准前实筑。初用火三斤以来，渐渐加火至五七斤，三复时足，乃起一弄十斤火煅，令通赤。火尽，候冷取出，用生绢袋子盛。又掘一地坑子，可受五七升，满添水，候泣尽水，安一细瓷碗于坑子内，上横一杖子，悬钓北亭袋子于碗，上，更用一盆子合盖，周回用湿土壅盆子，勿透气。三复时并化为水，取此水，拌调前件二味药。

出处：太玄部《云笈七签》卷之七十六。

## 化庚粉法

组成：上好庚一十两，汞五十两，贮于一罐内，常用火暖，将庚烧令赤，投于汞内，柳篦搅，化尽为度。用盐花三斤，与金泥同研，唯细。便入一大锴内匀平，上用勘盆子盖锴，以泥固济，周回令密，慢火煅之，却令汞飞上，以汞尽为度。次用煎汤沃盐花，候盐味尽为度。其庚粉于盘内，日曝干后，细研入在药内；雄黄八两，如鸡冠色者，研如粉；雌黄八两，通明叶子者，研如粉；戎盐四两，研如粉；金粉十两。

制法：上五味药并细研如粉，别换鼎合。一依前法，用米醋浓研，香墨匀涂合内，还用文火逼合，令药作汁。一依前法，用硝石四两细研如粉，安在合足内，实按，以面黏纸封定合足，便固济合盖，入于鼎内，准前法泥固济合足，合上用铁关关定后，阴干。一依前法，先取铅三斤，于铫子内熔作汁，以杓子抄在合足四面，相次更熔铅汁，渐渐灌满鼎内，至合子上二寸以来。一依前法，选成合日，夜半子时起火。火候准前，初起六两，日加一两，至六十日满足。候鼎合冷定，用铁凿凿去黑铅，取合，其药当作紫金色。每一分于乳钵内细研，可制汞一斤，立成紫磨黄金。此非人世所有，是神仙秘授，若于助道，须知足乎！

出处：太玄部《云笈七签》卷之七十六。

## 伏药成制汞为庚法

组成：汞。

制法：汞一斤，药一分，于新铁铫子内，药置汞上，用茶碗子盖，固济。如法，安铫子于火上，专听里面滴滴声，即将铫子于水内淬底。如此十数度，其汞已伏。研砂如黑铅砂子，别入坩埚销鞴，当为紫磨金。其于变化，不可具载。

出处：太玄部《云笈七签》卷之七十六。

## 太清飞仙法

组成：松脂，茯苓。

制法：当取松脂、茯苓各一十二斤。先次水渍茯苓一七日，朝朝换水，满日曝干；以醇酒二斗又渍茯苓七日，出，曝令干，月食一斤。欲不食，即取松脂炼去苦臭汁，以火温之，纳茯苓中治合，和以白蜜，三物合服之，月各一斤。

主治功用：百日身轻，二百日寒热去，三百日风头眩目去，四百日五劳七伤去，五百日腹中寒癖饮癖气去，六百日颜色驻，七百日面皯去，八百日黑发生，九百日灸癥灭，千日两目明，二千日颜色易，三千日行无迹，四千日诸痕灭，五千日夜视光，六千日肌肉易，七千日皮脉藏，八千日精神强，九千日童子薄，万日形自康，二万日神明通，三万日白日无影，四万日坐在立亡。日服食，慎勿忘。但过万日，仍纵横，变名易姓升天耳！

出处：太玄部《云笈七签》卷之七十七。

## 张少真炼九转铅精法

组成：青铅二斤，屎多者曰杯铅，泽精者曰唐，并不堪用，唯伊阳及波斯计紫者为上。

制法：置一仰月铁釜，量大小著铅，用猛火炒之，候烊讫，彻底匀搅之，须臾，自成青砂，但匀搅不停，变尽即止。欲便成铅黄花者，即将青砂猛火，不歇搅之，久之，即成铅黄花。乃取青砂于盆中，少少益苦酒，渐添研之。苦酒即用糠醋，不全用酽者，澄滤细好讫，于火上爆干，须臾，微微火逼之，取为汁，流浆入左味团之，磁粉入左味也。不得此法二团鼓之不成铅。曝干，即入铸道铁锅内，上下用双皮袋，猛火鼓之，其青砂须臾即变为铅，从铸道流出，下著一铁器盛取，以尽为度。其色明白，名铅孙，八返九转成紫色。凡一斤铅九转，耗折十五两，得一两，强名曰金公丹，一曰紫河车，一曰金狗子，一曰九转铅精，可用之矣。别有经，在《清灵书》中及《龙虎正箓》中。

出处：太玄部《云笈七签》卷之七十七。

## 后代名医造铁胤粉

组成：蒸刚铁，白盐，磁石毛，磁石，磁石末。

制法：上取蒸刚铁一百斤，任意大小打作叶，厚三分许，两面刮削，平净如镜，长短方圆任意作。讫，取白盐一合，磁石毛一两，磁石亦得，水一合半，和盐搅令消，纳磁石末，更若多，亦准此为数。以此盐水潎，即侧著瓮中，令盖口。其瓮先盛酱者佳，新者不堪。盖讫，埋瓮于北阴地下，使不

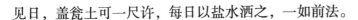

见日，盖瓮土可一尺许，每日以盐水洒之，一如前法。

出处：太玄部《云笈七签》卷之七十八。

## 厌尸虫法（一）

组成：白芷草。

制法：江南多白芷草，掘取根，细捣末。

用法：以沐浴用之。

主治功用：此香乃三尸所憎者。

出处：太玄部《云笈七签》卷之八十二。

## 厌尸虫法（二）

组成：桃叶，一云桃根。

制法：三月三日取桃叶，一云桃根，捣取汁七升，以大醋一升同煎，令得五六分。

服法：先食，顿服之。

主治功用：隔宿无食，即尸虫俱下。

出处：太玄部《云笈七签》卷之八十二。

## 沐浴香汤

组成：竹叶，桃枝，柏叶，兰香，五香。

制法：用竹叶、桃枝、柏叶、兰香分纳水中，煮十数沸，布囊滤之去滓，加五香，用之最精，解秽。

用法：沐浴。

主治功用：夫掩忌临尸、产妇、丧家斋食。产家三日并满月食之。丧车、灵堂，见六畜生产、抱婴儿、胎秽、哭，不得言死亡事及不祥事。

出处：太玄部《至言总》卷之一。

## 五芝通神明章

组成：五色芝。

制法：以五色芝，各以木蜜煮七日七夜，出之。

服法：择神日服之，以酒少少饮之，助力。

主治功用：七日外日中见天象，乘虎豹，召云龙，呼神鬼耳。其新生芝得之，便以酒蜜煮食之，其效亦同焉。

出处：太玄部《太玄宝典》卷下。

## 仙人长寿杖章

组成：青竹，雌黄，石脑，楮叶。

制法：仙人采青竹，长七尺而十二节者，以雌黄酒调石脑油灌之，两头蜜封，又用楮叶二十四重裹了，以少黄土覆之，上以麦皮一斗陇之其上烧之，勿令火炎，但蒸郁透，自然有金色光明。

主治功用：可以挞百怪，役万灵，携之不死不疾，所在神明护之。

出处：太玄部《太玄宝典》卷下。

## 沐浴香汤

五浊以清，八景以明，今日受炼，罪灭福生。长与五帝，齐参上灵。祝毕，便出户入室，依法行道。夫每经一殟，皆须沐浴，修真致灵，特宜清净，不则多病。侍经真官，计人罪过。

组成：竹叶，桃枝，柏叶，兰香。

制法：用竹叶、桃枝、柏叶、兰香等分纳水中，煮十数沸，布囊滤之去滓，加五香，用之最精。《易新经》曰：若履殟秽及诸不净处，当洗澡浴盥，解形以除之。其法用竹叶十两、桃皮削取白四两，以清水一斛二斗于釜中煮之，令一沸出。

用法：适寒温，以浴形。

主治功用：即万殟消除也。既以除殟，又辟湿痹、疮痒之疾。且竹虚素而内白，桃即却邪而折秽，故用此二物以消形中之滓浊也。天人下游既返，未尝不用此水以自荡也。至于世间符水，祝漱外舍之，近术皆莫比于此方也。

若浴者盖佳。但不用此水以沐耳。

出处：太玄部《云笈七签》卷之四十一。

## 五香汤

组成：兰香一斤，荆花一斤，零陵香一斤，青木香一斤，白檀一斤。

制法：五香汤法，用凡五物切之，以水二斛五斗煮取一斛二斗。

用法：以自洗浴也。

主治功用：此汤辟恶，除不祥气，降神灵，用之以沐，并治头风。

出处：太玄部《云笈七签》卷之四十一。

## 无名方（十四）

组成：鸡舌，青木香，零陵香，薰陆香，沉香。

制法：每以月一日、十五日、二十三日，一月三取三川之水一斛，一经云，三川水取三江口水，一经云，取三井水亦佳。鸡舌、青木香、零陵香、薰陆香、沉香五种各一两，捣纳水中煮之。

用法：水沸便出，盛器之中，安著床上，书通明符著中以浴，未解衣，先东向叩齿二十四通，思头上有七星华盖，紫云覆满一室，神童散香在左，玉女执巾在右。毕，取水含仰漱左右三通，祝曰：三光朗照，五神澄清。天无浮翳，地无飞尘。沐浴东井，受胎返形。三练九戒，内外齐精。玉女执巾，玉童散灵。体香骨芳，上造玉庭。长保元吉，天地俱并。毕，脱衣东向，先漱口三过，次洗手面，然后而浴也。浴毕，转西向阴祝曰：洗浊除尘，洗秽返新。改易故胎，永受太真。事讫，取符沉著井中。

出处：太玄部《云笈七签》卷之四十一。

## 无名方（十五）

组成：白芷、桃皮、柏叶。

制法：修度命回年之道，每以六癸之日，取北泉之水一勋，就本命日取白芷、桃皮、柏叶各一斤，合煮令沸。

用法：正中而浴。临浴之时，向本命叩齿九通，思玉童三人执巾在左，玉女二人擎香在右，紫云华盖覆到前后，微祝曰：

天地洞清，洗秽除尘。炼化九道，返形太真。百关纳灵，节节受新。清虚监映，内外敷陈。日吉时良、度命回年。玉童玉女，为我执巾。玄灵紫盖，冠带我身。使我长生，天地同根。毕，便浴。浴讫，还入室，东首而卧。取粉自饰，通身令匝，仍摩两掌令热，拭面二七，又微祝曰：

天朗气清，我身已精。尘秽消除，九孔受灵。使我变易，还返童形。引骨更生，体映玉光，面发金容。

出处：太玄部《云笈七签》卷之四十一。

## 无名方（十六）

组成：云水，青木香，真檀，玄参，桃皮，竹叶。

制法：上元斋者，用云水三斛，青木香四两，真檀七两，玄参二两，四种合煮，一沸，清澄适寒温，先沐后浴。此难办者，用桃皮、竹叶锉之，水一二斛随多少，煮一沸。

用法：令有香气，人人作浴。

主治功用：内外同用之，辟恶，除不祥。沐浴室令香净，勿近圊溷，勿逼井灶，勿侵堂坛，勿用秽地，故厕牢狱、尸枢、堂居，皆不可用。

出处：太玄部《云笈七签》卷之四十一。

### 修金碧丹砂变金粟子方

制法：先作泥球子，泥用黄丹、白土、瓦末、盐、醋溲。用蜡为胎，不得令有微隙。阴干，旁边安孔，去蜡更烧过。即取好光明砂研捣为末，以纸卷灌入了。用一大蚯蚓和球子泥，捣泥令烂，却固济孔子，待干。更打一铁镮子，安于铁鼎子中，安置熔铅汁入鼎，其上可二寸以来。即以糠火养，长令铅软为候。如此一百二十日加火，取出，更于地上以火煅过，候冷出之。其药如青紫螺子，拣取黑末不中用者，分药一半，以青竹筒贮，用牛乳蒸五遍，三度换乳，乳皮堪疗肝黯。取出，入地坑子中三宿，细研，以粟米饭为丸，丸如粟米大。

服法：年四十，日一丸；年五十，日二丸；年六十，日三丸。其力更别，不得多服。

主治功用：治一切风，延龄驻颜，治气益颜色。余者细末于坩埚中，用好黄矾一两，以砂末上下布盖，固济头，干了，灰火中养四十九日，以大火煅，候冷开，皆成金粟子。取鼠尾一写，输三两，用半分真庚，先于坩埚内熔引输，乃下三四粒子粟，便化为真西方也。

出处：太玄部《云笈七签》卷之七十六。

## 神枕品

组成：芎劳、当归、白芷、辛夷、杜蘅、款冬花、藁本（芎劳母也）、蜀椒、桂、干姜、防风、人参、桔梗、白薇、肉苁蓉、飞廉、柏实、薏苡仁、白术、木兰、蘅花、秦椒、蘪芜、荆实（一云杜荆实）。凡二十四物，以应二十四气，又加八毒者：乌头、附子、藜芦、皂荚、礜石、莽草、半夏、细辛，各一两。

制法：凡是道学，当知欲作神枕，枕中有三十二物。其二十四物，当二十四气；其八毒，以应八风。若五月五日，若七月七日，取山林柏以为枕，长一尺二寸，高四寸，空中容一斗二升，以柏心赤者为盖，厚四分，善制之令密，又当便可开闭也。又钻盖上为三行，行四十九孔，凡一百四十七孔，孔容粟米。

主治功用：常枕之百日，面有光泽；一年中，所有疾病，及有风疾，皆愈瘥而身尽香；四年，白发变黑，齿落更生，耳目聪明。虽以布囊衣枕，犹当复以帏囊重包之。须卧枕时，乃脱去之矣。

出处：太平部《洞玄灵宝道学科仪》。

## 山隐灵宝方

主治功用：《列仙传上》云：师角里先生，受山隐灵宝方：一曰伊洛飞龟袟，二曰白禹正机，三曰平衡按合。服之日以还少，一日行五百里，能举千斤，一岁十易皮，乃仙去。

出处：太平部《三洞珠囊》。

## 验方（一）

组成：竹叶十两，桃皮削取白四两，清水一斛二斗。

制法：其法用竹叶十两，桃皮削取白四两，以清水一斛二斗，于釜中煮之，不令沸出。

用法服法：适寒温以浴形，即万掩消除也。

主治功用：

紫微夫人曰：《太上九变十化易新经》云：若履殗秽及诸不净处，当先澡浴盥解形以除之。既以除殗，又辟湿痹、疮痒之疾，且竹芦青而纳白桃，即却邪而折秽，故用此二物以削形中之滓浊。天人下游既反，未曾不用此水以自荡。至于世间符水祝漱外舍之近术，皆莫比于此方也。若沐者并佳。

南岳夫人曰：浴不厌频，患人不能耳。数则荡炼尸臭，而真气来入。

清虚真人曰：每至甲子，必当沐浴。

紫微夫人曰：沐浴不数，魄之性也。违魄反是，炼其浊秽，魄自亡矣。

上出《真诰》。

出处：太平部《无上秘要》卷之六十六。

## 验方（二）

组成：白芷草根，青木香，东流水。

制法：凡存念上道，祝除三尸之时，常当采取白芷草根及青木香，合以东流水，煮取其汁。若无青木香者，亦可单用白芷。上出《洞真太上黄素四十四方经》。

用法服法：以沐浴于身。

主治功用：沐浴于身，辟诸血尸恶气，亦可和香烧之，以致神明。

出处：太平部《无上秘要》卷之六十六。

## 验方（三）

组成：用水三斛，青木香四两，真檀香七两，玄参二两。

制法：合治煮之，令得一沸。毕，澄适寒温，以自沐浴。此天真玉女玄水之法，名炼胎神水。上出《洞神经》。

出处：太平部《无上秘要》卷之六十六。

## 治虫诸方（二）

组成：茱萸东行根一把，锉截两头；好米一斗。

制法：合酿熟去滓，宿勿食。

主治功用：明旦饱服，虫尽随大便出下。

出处：正一部《三洞道士居山修炼科》。

## 治虫诸方（三）

组成：茱萸东行根长一尺，麻子八升，玄水八升。

制法：浸之一宿，绞去滓，宿不食。

主治功用：明朝尽服，尸虫尽出矣。

出处：正一部《三洞道士居山修炼科》。

## 治虫诸方（四）

组成：茱萸一升，捣下筛净；清玄水二斗，浸之一宿。

制法：宿不食，绞去滓。

主治功用：服一升，虫皆出去，寿百二十岁。

出处：正一部《三洞道士居山修炼科》。

## 治虫诸方（五）

组成：芜荑一升，末之；麻子汁一升，合和。

服法：宿不食，尽服之，

主治功用：九虫皆出，寿百二十岁。

出处：正一部《三洞道士居山修炼科》。

## 治虫诸方（六）

组成：桑白皮一斤。

制法：玄水淹之，微火煎之，令得三升，去滓，宿不食。

主治功用：服一升半而不耐者，服一升，虫当下。明日复服，必当下虫。非但治虫，亦治寒冷，余病为治，久久复发，此永无发时。欲服药，取炙枣食，乃服之治虫，令人志强目明。

出处：正一部《三洞道士居山修炼科》。

## 治人卒中虫毒腹中痛

若谓虾蟆、科斗、蜣螂。

组成：秦燕屎。

服法：水服二钱匕。

主治功用：则吐诸虫也。

出处：正一部《三洞道士居山修炼科》。

## 神仙除百病枕药方第五

组成：芎䓖、当归、白芷、辛夷、杜衡、白术、藁本、木兰、蜀椒、桂、干姜、防风、人参、桔梗、飞廉、柏实、白蘅、秦椒、荆实（一书云壮荆实）、肉苁蓉、薏苡子、款冬花、蘼芜。凡二十四物①，以应二十四气。加毒者：乌头、附子、藜芦、皂荚、莽草、矾石、半夏、细辛。凡三十二物，书云各一两。

制法：皆㕮咀，以毒药上安之，满枕中布囊，方用五月五日，若七月七

---

① 原书缺一物，实为二十三物。

日，取山林柏木板以为枕，长一尺二寸，高四寸，空中容一斗二升，以柏心赤者为盖，厚四分，善致之令密，又当使可开闭也。又钻盖上为三行，行四十孔，凡一百二十孔，孔令容粟米也。

主治功用：以衣枕百日，面有光泽。一年，体中所疾及有风疾，一皆愈瘥，而身尽香。四年，白发变黑，齿落更生，耳目聪明。

出处：正一部《上清明鉴要经》。